中原历代中医药名家文库

主编 许敬生

中医名家珍稀典籍校注丛书

医门八法校注

〔清〕刘鸿恩 撰
刘道清 翟明义 校注

河南科学技术出版社
·郑州·

图书在版编目（CIP）数据

《医门八法》校注／（清）刘鸿恩撰；刘道清，翟明义校注．—郑州：河南科学技术出版社，2014.11

ISBN 978－7－5349－6783－2

Ⅰ.①医…　Ⅱ.①刘…　②刘…　③翟…　Ⅲ.①八法（中医）－经方②《医门八法》－注释　Ⅳ.①R289.2

中国版本图书馆 CIP 数据核字（2014）第 162120 号

出版发行：河南科学技术出版社

地址：郑州市经五路 66 号　　邮编：450002

电话：（0371）65788613　65788628

网址：www.hnstp.cn

策划编辑：李喜婷　马艳茹

责任编辑：吴　沛

责任校对：马晓灿

封面设计：张　伟

版式设计：若　溪

责任印制：朱　飞

印　　刷：河南省瑞光印务股份有限公司

经　　销：全国新华书店

幅面尺寸：185 mm×260 mm　　印张：14　　字数：200 千字

版　　次：2014 年 11 月第 1 版　　2014 年 11 月第 1 次印刷

定　　价：56.00 元

中原历代中医药名家文库（典籍部分）

主　　编　许敬生

副 主 编　冯明清　侯士良　卢丙辰　刘道清

学术秘书　马鸿祥

序

河南省地处中原，是中华民族优秀文化发祥地，从古及今，中原大地诞生许多杰出之士，他们的文化精神和伟大著作，一直指引着中华民族科学文化的发展与进步。老子、庄子、张衡、许慎、杜甫、韩愈等伟大思想家、科学家、文字学家、诗人、文学家在中国文化史上，做出伟大贡献。诞生于南阳的医圣张仲景两千年来以其《伤寒论》《金匮要略》一直有效地指导着中医理论研究与临床实践。中原确为人杰地灵之区。

河南省诞生许多著名中医学家，留下大量优秀中医著作。北宋淳化三年编成之《太平圣惠方》卷八收录《伤寒论》，为孙思邈所称"江南诸师秘仲景要方不传"残卷秘本，可觇辗转传抄于六朝医师手中的《伤寒论》概貌。《伤寒补亡论》作者郭雍，从父兼山学《易》，事载《宋元学案·兼山学案》，以治《易》绪馀，精究宋本《伤寒》，其书可补宋本方剂之不足、条文之缺失，可纠正《伤寒卒病论》"卒"字之讹，谓"卒"是"杂"字俗写而讹者，郭书对研究考证宋本《伤寒论》甚为重要。丛书所收诸家之作，大多类此。

中医发展，今逢盛世。河南科学技术出版社高瞻远瞩，不失时机地将河南省历代中医药名家著作精选底本，聘请中医古代文献专家许敬生教授担任主编，组织一批专家教授进行校勘注释予以出版，这对于继承和发展中医药事业具有重大意义。本书汇集之作，皆为中医临床及理论研究必读之书。读者试展读之,必知吾言之不谬。

振兴中医,从读书始。

北京中医药大学　钱超尘

2014年1月1日

前 言

中原是华夏文明的主要发祥地，光辉灿烂的中原古代文明造就了丰富多彩的中医药文化。

中州自古多名医。在这块土地上，除了伟大的医圣张仲景之外，还产生了许多杰出的医学家。早在商代初期，就有商汤的宰相伊尹著《汤液》发明了汤剂。伊尹是有莘国（今河南开封县，一说是嵩县、伊川一带）人。早期的医方大家、晋朝的范汪是颍阳（今河南许昌）人，一说南阳顺阳（今河南内乡）人，他著有《范汪方》。较早的中医基础理论著作《褚氏遗书》的作者、南朝的褚澄是阳翟（今河南禹州）人。唐代的针灸和中药名家甄权是许州扶沟（今河南扶沟）人，寿 103 岁。唐代名医张文仲为高宗时御医，是治疗风病专家，曾著《疗风气诸方》，为洛州洛阳（今河南洛阳）人。对痨病（结核病）提出独到见解，著有《骨蒸病灸方》一卷的崔知悌是许州鄢陵（今河南鄢陵）人。中国现存最早的食疗专著《食疗本草》的作者，唐代的孟诜是汝州（今河南汝州）人。北宋著名的医方类书《太平圣惠方》的作者王怀隐是宋州睢阳（今河南商丘）人。宋代著名的儿科专家阎孝忠是许昌（今河南许昌）人，他为恩师编写《小儿药证直诀》一书，使儿科大师钱乙的学说得以传世。北宋仁宗时，“校正医书局”中整理古医书的高手有好几位河南人。如撰《嘉祐本草》的掌禹锡为许州郾城（今河南漯河市郾城区）人，完成《重广补注黄帝内经素问》的孙兆、孙奇，均为卫州（今河南卫辉）人。北宋医家王贶是考城（今河南兰考）人，著有《全生指迷方》，《四库全书提要》评价说："此书于每证之前，非惟详其病状，且一一详其病源，无不辨其疑似，剖析微茫，亦可为诊家之枢要。"北宋末期的著名医家、《鸡峰备急方》（又称《鸡峰普济方》）的作者张锐是郑州（今河南郑州）人。南宋的伤寒大家，《伤寒补亡论》的作者郭雍是洛阳（今河南洛阳）人。南宋法医学家郑克是开封（今河南开封）人，他著的《折狱龟鉴》是与宋慈的《洗冤集录》齐名的一部法医著作。金元四大家之一，攻下派的代表金代张子和是睢州考城（今河南兰考县，一说民权县）人。元代名医滑寿祖籍是襄城（今河南襄城县）人，他著有《读素问钞》《难经本义》，对《黄帝内经》和《难经》的研究做出了巨大贡献；他著的《诊家枢要》和《十四经发挥》分别是诊断学专著和针灸专著，均在中医发展史上占有光辉的一页。明太祖朱元璋的五皇子朱橚，就藩在开封，为周定王，他著的《救荒本草》，以河南的灾荒为背景写成，开创了对野生可食植物的研究，对后世产生了深远影响。著名的医史专家、明代的李濂是祥符（今河南开封）人，他的《医史》十卷，是我国首次以"医史"命名的医学史专著，书中为张仲景、王叔和、王冰等人补写了传记。清代名医，《嵩崖尊生全书》的作者景日昣，是登封（今河南登封）人。清代温病学家的北方代表人物、《寒温条辨》的作者杨栗山是中州夏邑（今河南夏邑）人。清代著名的植物学家吴其濬，是河南固始县人，他撰写的《植物名实图考》和《植物名实图考长编》，不仅是植物学的名著，也是继《本草纲目》后最重要的本草类著作，对世界医学曾产生过重要影响。还有很多很多，不再一一列举。据不完全统计，史传和地方志中有籍可考的河南古代医家多达1000余人。《周易·系辞上》曰："子曰：'书不尽言，言不尽意'。"这些著名的医家，犹如璀璨的群星，照亮了中医学发展的历史道路。

粤稽往古，从火祖燧人氏点燃华夏文明之火，改变了先民的食性，到酒圣杜康发明酿酒，促进了医药的发展；从殷墟甲骨文到许慎的《说文解字》，作为中医药文化载体的汉字，其发展过程中的主要阶段得以确立和规范；从伏羲制九针、岐黄论医道，创立岐黄之学，到伊尹著《汤液》，创中医汤剂；从道圣老子尚修身养性、庄子倡导引养生，到医圣仲景论六经辨证而创经方，确立辨证论治法则，成为中医学术的核心思想和诊疗模式，中医的经典著作《黄帝内经》《伤寒杂病论》《神农本草经》等纷纷问世；从佛教于汉代传入中国，直到禅宗祖庭少林寺融禅、武、医于一体而形成的禅医文化，这一切均发生在中原大地。

寻根溯源，我们深深感到是光辉灿烂的中原文明，孕育了中华瑰宝——中医药文化。经过几千年的历史积淀，中医药文化在中原文明的沃土中生根开花、发展壮大，并从儒、道、释及华夏文明的多个领域中汲取精华和营养，逐渐在九州大地兴旺发达，一直传到五洲四海，为华夏文明增添了绚丽的色彩，为人类的健康做出了杰出的贡献。作为后人，作为中医药文化的传承者，不能忘记，这是我们的历史，这是我们的根脉。

中原古代医药名家留下的宝贵著作，积淀了数以千年的中医精华，养育了难以计数的杏林英才。实践证明，中医的成才之路，除了师承和临证以外，读书是最基本的路径。

为了保护和传承这笔宝贵的文化财富，让广大读者顺利阅读这些古籍，并进一步深入研究中原医学，我们组织了一批中医专家和从事中医文献研究的专家，整理编写了这套《中原历代中医药名家文库·典籍部分》。计划出版 40 余部，首批校注出版 19 部，随后陆续整理出版。此套丛书，均采用校注的形式，用简化字和现代标点编排，每本书前都有对该书基本内容和学术思想的介绍及校注说明，在正文中随文出校语，做注释，注文力求简明扼要，以便读者阅读。

对中医古籍的整理研究，既是对中医学术的继承，又是对中医学术的发展；既是对前人经验的总结，又是对后人运用的启示；既可丰富基础理论，又可指导临床实践。其意义深远，不可等闲视之。为了“振兴中医”和实现“中原崛起”这伟大的历史使命，我们这些生于斯、长于斯的中原中医学子，愿意尽一点绵薄之力。当然，由于水平所限，难免会出现一些缺点和错误，恳请学界同道和广大读者批评，以便我们及时修正。

此套丛书得以付梓，要诚挚感谢河南科学技术出版社的汪林中社长、李喜婷总编、马艳茹副总编等领导和医药卫生分社的同志们，是他们的远见卓识和辛勤劳作玉成了此事。承蒙著名中医文献专家、北京中医药大学钱超尘教授在百忙中为本套丛书作序，深表谢意。时值辞旧迎新之际，祝愿我们的中医事业永远兴旺发达。

许敬生

2014 年 1 月 5 日

于河南中医学院金水河畔问学斋

原书作者及书籍内容和学术价值简介

一、 作者生平

刘鸿恩，字位卿，号春舫，系河南省尉氏县蓬池刘氏大家族后裔，清道光二十五年（1845）弱冠举进士，官陕西凤邠道、陕西布政使，署按察使。同治三年（1864）近五十岁时弃官研医，家居二十余年，致力攻岐黄，洞明医理，以儒理释医理。本寒、热、虚、实、阴、阳、表、里，著《医门八法》一书。后经其子校订，并由其弟子徐春元作序。

二、 本书内容及其学术成就

《医门八法》共四卷，约十万余字，成书于清光绪六年（1880）二月，由其子校订，并由其弟子徐春元作序。全书共计76篇，历时二年余。刘氏儒而兼医，认为古书虽繁，但讹误颇多，自称“因与古名医意见不合而作”《医门八法》。该书以阴阳、表里、虚实、寒热为纲，称作“八法”，列述瘟疫、杂症，以及五官、妇、儿等科诸病的辨治方法。其言简意赅，论述精当，医理阐述详明，方药简而专一，文理并茂，有独到见解。提出八法以虚实为要，并对古籍中若干说法提出质疑。如提出方书将《天元玉册》《本草》《灵枢》等书误为伏羲、神农、黄帝而作，乃系托名；又指出前人误将远志、菖蒲以补心，柴胡、香附、白芍以平肝等。对瘟疫的认识，颇赞同吴又可、戴天章之论，理论上强调儒医一理。全书文辞简捷，纲目清晰。其与古人观点有所不同者，敢于执理争辩，自创新说。喜用大黄，善用乌梅，最崇乌梅四物汤，自称为“知梅学究”。

刘鸿恩的学术思想可归纳为以下几方面：

其一，倡导“八法”，尤重“虚实”。他在《<医门八法>自序》（以下简称《自序》）中说：“八法者何？阴阳、表里、虚实、寒热也……此八者，病之格律也。病证虽多，不能出此范围。以此查病，病无循性，医无余蕴矣。”显然，刘氏是以“八纲”为“八法”，并以此为辨证之纲要。然八者之中，刘氏认为最能反映疾病的实质是虚与实。他说：“八者虽并列，尤以虚实为重。”因为“寒热”为“虚实”之所生，“表里”是“虚实”之所处，只有“虚实”才是病机的真谛。因此他进一步强调：“虚实者，病之格律也。”

其二，平肝敛肺，善用乌梅。刘氏运用乌梅，颇有独到之外，对临床多有启迪。首先，他根据肝脏的生理病理特点及乌梅的特性，将乌梅广泛应用于肝病的治疗，并取得较好的临床疗效。正缘于此，刘氏赢得了“乌梅先生”的美誉，他自己则自称为“知梅学究”。

其三，去实泻热，善用大黄。大黄为攻下实热之主药，刘氏临证运用，颇具心得。他在论治“牙痛”时指出：“方书凡遇热证，但治其热，而不治其所以热，敢用黄连以清热，不敢用大黄以泻热。实不去则热旋生，是以终归糜烂。”因此他特制“大黄清胃饮”专治实热牙痛。刘氏善用大黄，还表现在他对大黄应用之谨慎。认为瘟疫初起，大黄是必忌之品，若非实证，大黄为应禁之药。

其四，论治瘟疫，推崇吴又可、戴麟郊。他在《自序》中说：“自汉迄明，名医辈出，奚啻数百十人？其论证不误，立方有效者，仅有著《瘟疫论》之吴又可、著《广瘟疫论》之戴麟郊二人而已。”又说：“治疫方书甚多，惟又可吴氏、麟郊戴氏，确有真见。”刘氏论述瘟疫证治六篇，大多遵从吴又可、戴麟郊之说，或在其说基础上加以发扬光大。

其五，敢于疑古，创立新说。敢于疑古是刘氏学术上的一大特点。他说他著《医门八法》的原因是“因与古名医意见不合而作”。因此在《医门八法》书中，在评论别人学术经验时，无论是古代先贤，或是当代名医，凡与其观点不同者，均提出质疑，并直抒己见。如他论治头眩，以《黄帝内经》（以下简称《内经》）“上虚则头眩”为依据，并据此对“刘河间以为风，治以风药；朱丹溪以为痰，治以痰药”提出批评。认为“此证年老身弱者多有之，治宜阴阳双补，方用六君子汤合乌梅四物汤”。在《医门八法》中，经刘氏质疑批评的古医书有《伤寒论》《保产辑要》《达生篇》等多种，尽管有些批评失之偏颇，但他这种不盲从古人、不拘泥古说的精神是难能可贵的。

三、 校注说明

此书在河南省流传甚广，在民权、睢县、通许、杞县、尉氏、扶沟、鄢陵、鲁山等县均有手抄本。为了继承发掘中医药学遗产，特整理出版以供临床所需。

在整理中以睢县抄本为蓝本，参考尉氏县等抄本，保持原书原貌，方剂、剂量一律按原著×钱×两。对原书中有明显传抄错误者加以纠正。对难字、难词加注音、注释。注录符号在原文“难词”“难字”尾部右上角画一圆圈“○”，中填阿拉伯数字。原文为繁体字，一律改为规范简体字。有异体字一般直接改为正体字，少部分加以注释；通假字、古今字保持原貌，另加注释。断句改用现代标点符号。

在整理中，难免有不当之处，敬希同道指正。

校注者

2013 年 2 月

《医门八法》序

卫生之道，医学其大端也。自黄帝、岐伯而后，著书立说者，代不乏人。然或繁颐[①]而难稽，或简略而未详，术士习焉，不能神明变通于其间，无惑乎施治罔效，而于世未尝有济也。吾师刘公位卿先生，留心医道，博览医书，且研究医理，虽不以医名，而实精于医焉。元以学有年，日待函文[②]，每于论文之余，即论医，言及方书，辄以未得善体为憾。嗣因问方求治者日不暇给，即举平生之体验，考正以定标准，遂著《医门八法》一卷。其义简而凡赅[③]，其论确而当；其辨证，则语焉必详；其立方，则择之维精，缕晰条分，俾阅者了如指掌。凡遇疑难等证，时医每束手无策，而按方施治，莫不药到病除，此书之有益于世者大矣。盖医之为言意也，意显则易知，易知则易从，南车[④]之指，自不致岐途之误，较诸《素问》《难经》深奥而罕通者，不诚益人良多哉！书成后莫不以先睹为快，争抄者，几于纸贵洛阳[⑤]焉。庸斋世三兄，即拟印刷多部，以应同气之求。适值筮仕[⑥]山右[⑦]，未遑及此，刻因藉差回籍[⑧]，欲将此书印订成帙[⑨]，以公同好，而偿夙愿[⑩]。元叨列门墙[⑪]，不敢妄誉，亦只质言之而历叙云尔。受业[⑫]徐春元[⑬]谨识。

【校注】

① 繁颐（yí 宜）：繁，多。颐，语助词，无义。意即多而复杂。或为“赜”之误。“赜”（zé 责），深奥。

② 函文：对前辈长者的敬称，犹言讲席。

③ 义简而凡赅（gāi 该）：赅，完备。谓简明而完备。

④ 南车：谓指南针。战国时已有用磁石磨成的指南针，用于航海、旅行和行军，称为“司南”，用以辨别方向。此喻以指导。

⑤ 纸贵洛阳：晋代左思著《三都赋》成，洛阳豪贵之家，竞相传抄，纸价因而昂贵起来。后人常用以称别人的著作流传之广。

⑥ 筮（shì 是）仕：筮，卜。仕，官。古人将出外做官，先占卦问吉凶。后称初次做官为“筮仕”。

⑦ 山右：是山西省旧时的别称。因在太行之右（西），故名“山右”。

⑧ 藉差回籍：藉，借、趁着。籍，原籍。趁着公务出差回到了老家。

⑨ 帙（zhì 质）：包书的套子。喻印刷出版。

⑩ 夙愿：夙（sù 速），平素。谓平素愿望。

⑪ 叨（dāo 刀）列门墙：叨，翻来覆去地说。门墙，指老师住所。《论语·子张》“夫子之墙高数仞，不得其门而入，不见宫室之美，百官之富”。后因称“师门”为“门墙”。这里指经常受老师的教诲。

⑫ 受业：谓以师学习。《孟子·告子下》“交（曹交）得见于邹君，可以假馆，愿留而受业于门。”旧时学生给老师的书信，常自称“受业”。

⑬ 徐春元：清代名儒医。

《医门八法》自序

光绪六年，仲春之月，著《医门八法》，既终老，宜为序经纪之。夫自著书，而自作序，誉既不可，谦又不必，此序颇难著笔，然而无难也，直言之，质言[①]之可矣。八法者何？阴、阳、表、里、虚、实、寒、热也。八者虽并列，尤以虚实为重。实者饮食也，以气血为实则误矣。虚者气血也，气之虚，由于血之虚也，气血不分则误矣，以血虚为气虚则更误矣。寒热者，由虚实而生者也。寒可热，热不可寒。实热宜攻下，寒之则误矣；虚热宜滋补，寒之则尤误也。表里者，虚实寒热所在之处也；阴阳则合六者而兼统之，尊而不亲者也。此八者，病之格律也。病证虽多，不能出此范围。以此查病，病无遁情，医无余蕴矣。至切近，至显明，文人学士，可以一目了然，即童稚[②]妇女，略为讲说，亦可了然者也。予素不习医而善病，病则谋之于医，医不效，则谋之于书，书又不效，或自为方而愈，可迁延敷衍，待病势衰而自愈。窃谓有病则心乱，检书查方，仓卒不及致详，是以不效。因于无病时，取医书加以评骘[③]，且汇各种医书，互相考证，乃知千古名臣，殚精竭虑，著书立说，皆以其昏昏，使人昭昭者也。自汉迄明，名医辈出，奚啻[④]数十百人，其论证不误，立方有效者，仅有著《瘟疫论》之吴又可，著《广瘟疫论》之戴麟郊二人而已，可胜叹哉！且夫臣非小道也，非术士之事而儒生之事也。庾黔娄[⑤]每夕稽颡[⑥]，第五伦[⑦]竟夕不眠。儒生不知医，儒书中无医书，诚为千古缺典，千古憾事。予儒生，非医士也，每于谈文之下兼谈医，即以谈文之法谈医。举一证以为题，每题作论一篇。振笔直书，毫无忌讳，二年之久，共成若干篇，非欲公之于人，传之于后也，特以自备不时之需耳。是以言多憨拙，亦不改删焉。庚辰上巳日[8]自序。

【校注】

① 质言：老老实实地说。

② 童稚：小孩。

③ 评骘（zhì 至）：评论高低。

④ 奚啻（chì 斥）：何止。

⑤ 庾黔娄：梁代新野人，字子贞。徙居江陵，少好学，多所讲诵。仕齐，为编令，有异绩，徙孱陵令。性至孝，父庾易死，弃官归居丧。后除蜀郡太守，入梁累迁至散骑常侍。

⑥ 稽颡（qǐsāng 启桑）：古时一种拜礼，屈膝下拜，以额触地。父死百日以内叫"泣血"，百日以外叫"稽颡"。

⑦ 第五伦：东汉长陵人，字伯鱼，峭直无私，建武中居孝廉，拜会稽太守，以清节著。章帝时擢为司空。或问伦有私乎？伦曰："兄子尝病，一夕十往，退而安寝，吾子有病，虽不省视，而经夕不眠，不可谓无私"。

⑧ 上巳日：古时以阴历三月上旬巳日为"上巳日"。

《医门八法》凡例

一、斯编以阴阳、表里、虚实、寒热为格律。各篇之中，有兼见者，有单见者，篇首先为提明，篇中逐段剔醒，篇末各列方剂，期于一目了然。

一、斯编分为四卷，卷一总论至瘟疫说难解嘲，共十四篇。卷二疟疾至外感风寒，共二十一篇。卷三头痛至疮证，共二十四篇。卷四妇科、儿科共十七篇。篇篇相联，各有次第，不可参错，以致陵乱。

一、斯编因与古名医意见不合而作，而所用之药，仍系方书常用之品。药者，兵也，医者，将也，兵犹是兵，视将之调遣为转移，岂必别募新兵，始能成军哉。至于方剂亦不另立名目，盖仍其乳名，则便于呼唤也。误者削之，缺者增之，名曰加减某某汤，已足以示区别矣。

一、斯编所辩论者，不下数十证，所常用者，不过三、五方，乃用之皆效，且非此不效，不可移易，亦不厌雷同。彼随证立方者，皆舍病治证者也。证无穷，故方亦无穷，病有定，故方亦有定。多少之分在此，效不效之分亦在此。

一、斯编既成，问方于予者颇多，类皆病势垂危，医士弃而不治之证也。予以前数方治之，皆获幸免。不惟未诊病者之脉，亦未见病者之面，不过略略问询而已。病证即在目前，千古名医，皆索诸冥冥者也。

一、某证是实，某证是虚，某证宜某方，不过数语可了。此编必援千古名医，反覆推论，形同攻讦，势若仇雠者，诚以不正古方之误，不能解后人之惑也。邹峄[①]之于杨墨[②]，潮州[③]之于佛老[④]，岂得已哉。然赖友人规戒，措词犹多含蓄矣。

一、医非小道也，医书非空谈也，非术士所得专美，而儒生所当分谤者也。与子言孝，如何是孝？与父言慈，如何是慈？斯编与子言孝、与父言慈之书也。危时可以救急，平时不可视以为缓。

一、予非留心医道，予盖究心医理。医道在医书中，医理在儒书中。即医书以求医道，医道愈晦；医理在儒书中，即儒书以推医理，医理自明。此编盖本儒书为医书者，作医书观也、可，作儒书观也、亦可。

【校注】

① 邹峄（yì 易）：即邹峄山，又名邹山，在山东邹县东南。秦始皇二十八年（前219）登此山刻石望尘莫及秦德，传为李斯所书。这里说的邹峄比喻孔孟。

② 杨墨：“杨”指杨子，姓朱，战国时哲学家，魏国人。主张“贵生”“重己”“全性葆真不以物累形”。反对墨子的兼爱和儒家的伦理思想。“墨”指墨子，名翟，春秋战国时期宋国人。主张“兼相爱，交相利”“摩顶放踵，利天下为之”。反对儒家的“爱有差等”和杨朱的自私。

③ 潮州：地名，治所在海阳（今广东潮安）。这里所说的潮州，是指韩愈。韩愈，唐代文学家、哲学家，字退之，河南河阳（今河南省孟州南）人。自谓郡望昌黎，世称韩昌黎。贞元进士，曾任监察御史、国子博士、邢部侍郎、吏部侍郎等职。因谏阻宪宗迎佛骨，贬为潮州刺史。政治上反对藩镇割据；思想上尊儒排佛。其散文在继承先秦、两汉的基础上，加以创新和发展，气势雄健，被列为唐宋八大家之首，世称韩文公。这里指韩愈批评佛老。

④ 佛老：佛指佛教。老指老聃。老聃姓李，名耳，字伯阳。楚国苦县（今河南省鹿邑县东）厉乡曲仁里人。做过周朝“守藏室之史”。春秋时期思想家。主张“知足”“寡欲”“绝圣弃智”“无为而治”。此指道教。

目　录

卷一

阴　阳

阴阳之理，莫精于周子《太极图说》[①]。其在人身，则可以两言概之：曰血、曰气。血阴而气阳也，阴阳不和，则气血不调而病生焉。其证有六：曰表证、曰里证、曰虚证、曰实证、曰寒证、曰热证。表与实、与热，阳之属也；里与虚、与寒，阴之属也。证有阴阳，故脉亦有阴阳，浮与数阳脉也；沉与迟阴脉也。药亦有阴阳，入气分者阳性药[②]也；入血分者阴性药[③]也。阴阳为医道之纲领，此阴阳之大概也。然阴中有阳，阳中有阴，阴证有阳脉，阳证有阴脉。用药之道，有取其专走阳分者，若杂从阴分药，则其功缓；有取其专走阴分者，若杂以阳分药，则其力分；有阴阳并用者，取其以阴济阳，以阳帅阴，阴阳相助而其用愈神。医之道通于《易》[④]，惜予学《易》之道太浅耳。

【校注】

① 周子《太极图说》：周子指周敦颐（1017—1073），宋代道州（今湖南道县）人，字茂叔，谥元公，世称濂溪先生，著《太极图说》及《通书》40篇，采用道家学说，以太极为理，阴阳五行为气，对宋时理学影响很大。

② 阳性药：指温热、清轻走上的药物，如桂枝、生姜、细辛、紫苏、薄荷之类。

③ 阴性药：指寒凉、重浊走下的药物，如大黄、芒硝、生地黄、熟地黄、玄参、黄柏之类。

④《易》：指《易经》。

【按语】

阴阳代表着事物相互对立又相互联系的两个方面，而不局限于某一特定事物。它是相互对立、相互依存、相互消长、相互转化的。由于阴阳两方面的运动变化，构成了一切事物，从而推动着事物的发展变化。阴阳双方是不能分离的，阴中有阳，阳中有阴，阴阳中又有阴阳，如果失去一方，对方就失去了依存的条件，事物就趋于灭亡。因此，事物的这种互为对立、互为联系的现象，在自然界里是无穷无尽的，但都可以用阴阳来概括说明。它们的对立，代表着互为制约、斗争；它们的互为依存，代表着互为资助、协调。

阴阳是我国古代两点论的哲学思想，含有朴素的辩证观点。祖国医学把这种朴素的辩证思想与医学实践结合起来，运用到解剖、生理、病理、诊断、防治、药物等方面来，逐步形成了中医的阴阳学说。

表里

表者，肢体也；里者，脏腑也。表证者，证在肢体也；里证者，证在脏腑也。症与病有辨，症者，病之标也；病者症之本也。因症可以知病，不可舍病而治症。试以时疫一端言之，憎寒发热，头痛牙痛，皆表证也。邪热分布，乃病也。治宜解表以清热。烦躁胀满、谵语昏沉皆里证也。邪热内蕴，乃病也，治宜攻里以泻热。证在表，病亦在表，不可舍表而治里。若贼在四裔[1]，而剿戮[2]于国中，是谓诛杀无辜，病势将乘虚而内陷。证在里，病亦在里，不可舍里而治表。若贼已入室，而徘徊于境外，是谓坐失机宜，病势将郁蒸而内腐。更有证在表，而病实在里者，则所轻在表，所重在里。时疫暨[3]诸实证皆然，其他虚证，何独不然？表里者，病之部位也。知病之所在，则知药之所施矣。

【校注】

① 四裔：四方边远地方。

② 剿戮（jiǎolù 缴路）：讨伐，消灭，追杀。

③ 暨（jì 既）：与，及，和。

虚　实

虚实者何？《中庸》之所谓："过不及也。"治之之法，在于损有余补不足而已。然使认贼作子，认子作贼，则虚虚实实之弊生焉。是不可以不察也。在脉有力为实；无力为虚。浮而无力为血虚；沉而无力为气虚。迟而无力为阳虚；数而无力为阴虚。表邪实者，浮而有力；里邪实者，沉而有力；寒邪实者，迟而有力；热邪实者，数而有力。方书谓肾无实证。予谓，心亦无实证。目中不容沙，齿际不容芥。心而有实，实者何物？即云有热，亦系外来之热。如时疫邪热传入心经，则谵语昏沉是矣。用硝黄[1]以泻邪热，方为釜底抽薪；用犀黄[2]以清心热，不过滚锅点水[3]。缘此热本非心经之热也。心之所有者，气与血而已。心血亏者有之，心气不足者有之，无实证也。肝亦无实证，肝之盛血，如笔之含墨，墨少则毫岔，血少则肝张。岔而拔之，愈拔愈岔；张而平之，愈平愈张，此损所不当损也。方书谓诸病多生于肝，肝为五脏之贼，如人中之小人，故五脏之中，惟肝最难调理。诚为三折肱[④]之论。然只言其难，而不言其调理之法，后人每遇血少肝燥诸证，无所适从。诊其肝脉洪大，辄视为有余之证，每用柴胡青皮以平肝。不思肝血不能有余，肝脉之大，特由肝血之燥。虚证也，非实证也。燥而平之，正系虚虚，适以甚其燥耳。肝主怒，肝燥则不安其常，而肆行克制。肝属木，脾土正其所克，是以先受其伤，于是乎不能消食，而为泻痢；不能消水，而为癃闭。方书于此等证，大率为之健脾，倒悬方急，而不速为解之，虽参、术并进，适重其困耳，泻何能止？且为之利水，阴血不足，正系水亏，更服苍、猪、苓、泽，直系竭泽之计，闭何能通？有谓肝木不以敛为泻，以散为补者，辄用郁金、香附以开郁，其失更甚，若果能救其失，则菲薄方书之嫌，保可重避也。先儒谓良医之功，同于良相，庸臣误国，不啻庸医杀人，间尝取其义而绎之。脾土本能融水谷之精、以生气血，犹农民自能耕田纳课，以供国用也。特为肝木所克，脾土失职，水谷入腹，停而不化，是以诸病丛生，犹农民为胥吏[⑤]所虐，垂头屏息，不暇谋生，穷蹙衰颓[⑥]，上下俱困也。其道在于敛肝，肝敛则脾舒，融水谷以化气血，有自然而然也。犹大吏能禁暴，农民自乐生，出作入息，倏为太平景象也。方书所载白芍甘草汤，原系此意。然力量微弱，不甚见功。数十年来，凡遇阴虚血少、肝燥克脾之证，谓宜用归地以滋阴，方合虚者实之之义。无奈其虚不受补，更加胀满。因思肝木正在恣肆，施之以补，直不啻助桀为虐。惟有敛之之法，可以戢[⑦]其鸱张[⑧]，待其就我范围，然后渐施补剂，可惜无此药品耳。思之既久，忽得乌梅，用以敛肝，应手辄效，推而广之，凡系肝经病证，用之皆效，因名之曰独梅汤。此诚肝木脾土之救星，而予亦可为乌梅之知己也。老学究千虑一得，即自号为知梅学究以自誉。并著此肝无实证之说。肝木有知，亦当许予为知己也。肺亦无实证。脾之实证，其责在胃。吾因而断之曰，五脏皆无实证。惟六腑之胃，乃实证之所聚也。至于小肠、大肠、膀胱，不过间有实证耳。

【校注】

① 硝黄：指芒硝、大黄。

② 犀黄：指犀牛角、地黄。

③ 滚锅点水：全句为轻着之意，并不触及深层本质。

④ 三折肱：《左传定公十三年》："三折肱，知为良医。"谓屡折其臂，能参改其方之优劣，比喻阅历多，经验丰富的人。

⑤ 胥吏：旧时在官府中办理文书的小官。

⑥ 穷蹙（cù 促）衰颓：穷蹙，因贫穷而困窘；衰颓，即衰弱颓废。

⑦ 戢（jí 及）：收敛、收藏。

⑧ 鸱（chī 吃）张：凶恶、嚣张。

【按语】

刘氏强调"五脏皆无实证"未免有过于偏激之嫌。有人说："肝有实无虚。"刘氏云"肝无实证"。虚实是辨别人体的正气强弱和病邪盛衰的两个纲领。以人体与病邪来说，一般是新病多实，久病多虚；体壮邪盛多实，体弱邪衰多虚。虚实之因有先天和后天之分，先天者多禀赋不足；后天者多触犯六淫、将养失调。有因虚而致实，有因实而致虚，有因外袭，有因内生，有虚实夹杂互参，或有大实而有羸象者，怎能以虚而概五脏呢?

根据正气强弱、邪气盛衰之不同，五脏不是"皆实证"，也不是"肝有实无虚"或纯虚无实。心气虚、心血虚、心阴虚、心阳虚乃心之虚证；心火亢盛、心血瘀阻、痰火扰心、痰迷心窍乃心之实证。阴虚阳亢、肝风内动乃肝之虚证；大怒气厥、肝胆湿热、肝火上炎乃肝之实证。实践证明，不是"五脏皆无实证"而是五脏虚实证均有。

寒热

寒自寒，热自热。本不难辨，寒热合一则难辨，是宜分以辨之。寒有三：有实寒，有虚寒。实寒自外至，如风雪所感，生冷所伤是也，有余之证也，治宜攻散。虚寒由内生，如久病所积，大欲所损是也，不足之证也，治宜湿补。要之皆真寒也，真寒之补外，更有假寒，假寒者，大热证也。时疫中多有之。时疫初起，阳气为疫邪所郁，不能宣通，以致四肢厥逆，有凉过膝肘，必欲拥被向火者，一半日即见热证，此假寒之易知者也。时疫传里之后，应下失下，以致热深而厥亦深，周身俱现冷证，甚有爪甲俱青者，此正所谓假寒也。时疫原系热证，邪热传里，非下不可。然热入太深，正恐下后厥回，至于亡阴耳，吴氏黄龙汤可借用。假寒之证少，真寒之证多。真寒者，自可正治其寒。然实寒能变而为实热；虚寒能转而为虚热，是又不可不察也。热有三：有实热，实为本，热为标，治宜泻其实，此承气汤所由设也；有假热，热为标，寒为本，治宜暖其寒，此理阴煎、回阳饮所由设也。假热之外，更有虚热，热为标，虚为本，虽虚而不可补，热不受补也；虽热而不可寒，虚不任寒也。此其病由于阴亏血少，其责在肝。肝藏血，血少则肝燥，肝燥则热生，治宜滋阴以养血，惟四物汤去川芎为宜；当归不用全而用身，防其破血也；土炒虞[①]其滑肠也；地黄不用熟而用生，恐其助热也；白芍用醋炒，取其入肝也。尤以重用乌梅肉，因名之曰乌梅四物汤。盖乌梅最能补肝，且能敛肝，用于阴分药中，功效甚大。凡虚不受补之证，用之尤宜。当真阴失守，虚火上炎之时，须用纯阴至静之剂，万不可杂以气分药以挠其权。迨至热退，则为纯虚，法当峻补，仅用纯阴之品，又苦地道无成，必须气分药以为之帅，然惟党参可用耳。合而言之，寒有三：实寒、虚寒、假寒。热亦有三：实热者泻其实；假热者暖其寒；虚热者滋阴退热，而兼补其虚，治热之法，于是乎始备。

【校注】

①虞（yú 鱼）：忧虑，担心。

浮沉迟数

浮脉者，举之有余，按之不足。浮为阳脉，凡洪、大、芤、革之属，皆其类也。沉脉者，轻手不见，重取乃得。沉为阴脉，凡细小隐伏之属，皆其类也。迟脉者，不及四至者皆是，凡代、缓、结、涩之属，皆其类也，乃阴盛阳亏之候。数脉者，五至以上者皆是。凡急、疾、紧、促之属，皆其类也。数脉有阴有阳，方书之所谓脉诀者，率[①]不外是。予谓诊脉辨证，宜先辨虚实，脉之有力者，实证也；脉之无力者，虚证也。有力无力，可以着手而得。能即脉之有力、无力，以审证之是虚、是实，业已思过半矣。次辨其浮、沉、迟、数。浮为表，沉为里，迟为寒，数为热。其有力者皆实也。若其无力，则浮为血虚，沉为气虚，迟为阳虚，数为阴虚。证虚而脉无力，虚之至矣，用药大宜谨慎。然脉证相符，犹佳兆也。夫一脉常兼数证，一证常见数脉，据脉定证，乃术士欺人之语。欲消息[②]阴、阳、表、里、虚、实、寒、热之间，则望、闻、问、切，更须兼施也。

【校注】

① 率（shuài 帅）：大概，大略。

② 消息：此指熟练自如地行动。

望闻问切

望以察其精神，而形色次之。闻以察其气息，而声音次之。即二者以由表测里，已可知虚、实、寒、热之大概矣。而所重尤在于问，问其致病之由；问其服过之方；问其所禀[①]之强弱；问其患病之久暂；问其舌苔之有无；问其大便之溏结；问其所喜，喜按者虚，拒按者实，喜暖者寒，恶暖者热；问其饮食，得食病减者虚，食后增重者实；渴而不饮者寒，大渴引饮者热；若系童年婴孩，须问其曾否出痘；若系有夫之妇，须问其曾否有身，此尤人之所易忽，而不可不问者也。迨至服药之后，欲知其病之减与不减，先问其寝之安与不安。问不在多，在于中肯，既已详问，宜切其脉之符与不符。既已服药，复切其脉之变与不变。望、闻、问、切向导也，侦探也。至于参治，仍须自有主张[②]耳。

【校注】

①所禀：身体禀赋，身体素质。

② 主张：主意，办法。

方书之误

方书内称《天元》《玉册》[①]。《本草》《灵枢》《素问》三经，为伏羲、神农、轩辕黄帝与臣岐伯所作。然察其文义，与唐虞《典谟》[②]迥不相同。黄帝呼岐伯为夫子，《典谟》中亦无此称谓。程子谓：阴阳医方，系称黄帝之说，信不诬也。顾其为书，多有可取，是以流传不朽，特故示神奇，非圣贤中庸之旨，故岐误者多。历代名医，动称岐黄，后黄先岐，已属不求甚解。且习医一生，而不知所读之书，乃假托之书，术士识解，固宜然也。后汉张机，术士尊为医中之圣，曾著《伤寒论》，主桂枝麻黄诸汤，其说则晦，注解仍不能明；其方则误，服之恒不见效。如《伤寒论》首称："太阳中风，阳浮而阴弱，阳浮者热自发，阴弱者汗自出，啬啬恶寒，淅淅恶风，翕翕发热，鼻鸣干呕者，桂枝汤主之。"又云："太阳病初服桂枝汤，反烦不解，先刺风池、风府，却与桂枝汤则愈。"又云："病六七日手足三部脉皆至，大烦、口噤不能言，其人躁扰者，必欲解也。"既服桂枝汤矣，何以反烦不解？六七日尚大烦口噤，则其药之不效可知矣。且不惟不效已也，伤寒所伤者寒，所病者热，是以啬啬恶寒，翕翕发热，此热非虚热，亦非假热。虽非在里之热，已俨然在表之热，热证而以热药，有不大烦口噤骚扰者乎？故吾谓方书之误，自张仲景始。

【校注】

① 《天元》《玉册》：古代珍藏的秘籍。

② 《典谟》：指《尚书》中的《尧典》《大禹谟》等书。

【按语】

张仲景所著《伤寒论》，计397法，113方，其最大功绩是为后世医学奠定了六经辨证和脏腑辨证论治的基石。

关于太阳中风证用桂枝汤，解肌祛风，调和营卫的治法，是正确的。而服桂枝汤后本应微汗而解，但未解而反烦，说明邪气较重，经气郁滞，张仲景及时指出："先刺风池、风府"以疏通经络而泄邪，再与桂枝汤调和营卫而可愈。至于"病六七日，手足三部脉皆至，大烦、口噤……"，仲景已预知为"欲解"之证，仲景并未谈及服桂枝汤后仍有大烦等。刘氏据此以斥"方书之误，自张仲景始"，实乃"登堂而未入室"之谈。

方药之误

方书谓："高者抑之，下者举之""损者益之，散者收之"是矣。乃治头痛者，用川芎，用升麻，意在引药上行也，不知直引邪热上升矣，此岂"高者抑之"之义乎？治疝气者，用沉香；治脚气者，用牛膝，意在引药下降也，实则直引湿热下注矣，此岂"下者举之"之义乎？谓远志、菖蒲可以补心，殊不知远志辛散；菖蒲香窜，能开心窍，实损心气。心血亏者服之，必至虚烦不寐矣。此岂"损者益之"之义乎？谓柴胡、香附可以平肝，殊不知肝经病证，皆因血之不足，断非血之有余，施以表散克伐，则肝血愈亏，肝势愈张，肝脉愈大矣，此岂"散者收之"之义乎？他如白芍味酸性敛，最能滋阴补血，故血亏肝燥之人，用之甚效。乃众口一词，谓其平肝。病虽愈而不知其所以愈；药虽灵而不知其所以灵，白芍之含冤久矣。熟地纯阴至静，最能滋阴降火，故阴血亏损，虚火上炎等证，用之甚效。乃蒸熟地时，浸之以酒，味之甘者，变而为酸矣；性之静者，变而为燥矣。用熟地时，炒之以砂仁，熟地以味胜，阴分药也；砂仁以气胜，阳分药也，合之则两伤。阴不阴，阳不阳，杂糅瞀乱，诸长皆失，熟地之遭灾甚矣。当归身能补血，尾能破血，人知之而合用之，取其补乎？取其破乎？生用则滑肠；炒用则止泻。生用煎汁澄清，功效甚微；炒用煎汁浓厚，力量甚大，必一两、八钱乃可见功。人不知而生用之、少用之，君臣乎？佐使乎？且与川芎并用之，监制乎？挠败乎？百补能敌一破乎？当归虽见用，实困阨[1]而未展所长矣。若夫肉桂、附子纯阳大热，非可尝试，乃援引火归原之说，虚热、假热，茫然不分，桂心、附片，率意妄投。若系假热，用桂、附以暖寒，诚为相宜；若系虚热，用桂、附以引火，未见火之归原，先见火之燎原矣。方药之误，莫此为甚。

【校注】

①困阨（è 鄂）：困阻。阨，“厄”的异体字。

瘟疫

瘟疫，热证也，实证也。有表、有里。初见证时，为憎寒，为发热，为头痛，为身痛，舌苔白，其证在表。一二日即传变，为烦躁，为胀满，为发渴，为谵语，舌苔黄，其证在里。在表时宜清解，吴氏三消饮去大黄，甚为相宜。以槟榔、厚朴能驱邪；知母、黄芩能清热；柴胡、羌活能解表也。必去大黄者，以[1]邪热在表，散而未聚，只宜清解，不宜攻下也。服此药必自汗，寒热疼痛诸症必渐减。纵有里证，亦必轻微，此邪热在表之治法也。传里后宜攻下，吴氏三消饮重用大黄甚为相宜。三消饮者，消表、消里、消半表半里也。重用大黄者，以邪热传里，尽聚于胃，舌生黄苔，确有证据，乘其聚而歼旃[2]，机宜万不可失也。服三消饮后必洞下[3]七八次，邪热方有所出。必烦躁尽除，胀满尽消，舌苔刮去，即不复见，方为病愈，此瘟疫传里之治法也。当瘟疫见证之初，气血尚未大损，按方施治，一清一下，即可奏痊。设病势较重，舌苔刮去复生，胸胁依然拒按，亦不过再服一剂，再下数次，即全[4]愈矣。窃叹病瘟之人甚多，知瘟之医甚少。见病者之憎寒也，遂认为寒证，投以麻黄、桂枝，不知证则寒，而病则热也。见病者之歉弱也，遂认为虚证，投以参、茸、芪、术，不知人则虚，而证则实也。热者而更热之；实者而更实之，误人性命，在在皆然。间有知瘟之为热为实者，又瑟缩畏葸[5]，不敢攻下。当邪热熏蒸，煎肠灼肺之时，予以大黄些须，更无佐使以助之，虽用大黄与不用等耳。急证而授以缓剂；重证而授以轻剂，误人性命，亦在在皆然。岂知邪热传里，热势沸腾，非大黄之寒，不能泻其热，非大黄之悍，不能攻其实，必大剂以重其权，更有槟榔、厚朴以助其势，方能胜此重任也。大黄名为将军，当用始用，用之者勿同儿戏，免致药不胜病，斯为善用。用药如用兵，兵危道也，岂可易言。况于瘟疫而用攻下，尤危之危者乎！然瘟疫传里，非下不愈，故于下三致意[6]焉。但愿瘟疫不作，所列之方，可以不用，诚为幸事。即不然一清一下，病即全[4]愈，以后诸方，可以不用，亦不幸中之幸也。

◉吴氏三消饮

槟榔（三钱） 厚朴（生，捣，二钱） 知母（三钱） 黄芩（生，三钱） 白芍（生，二钱） 羌活（三钱） 葛根（三

钱）　柴胡（二钱）　草果仁（炒，研，二钱）　川大黄（酒浸，生用，五钱或七钱）　甘草（二钱）

姜（三片）、枣（二枚）为引。

歌曰：（此歌曾见瘟疫论录之，取其易记耳）

槟榔厚朴甘草果，知母黄芩与白芍。
邪溢少阳加柴胡，邪溢太阳加羌活，
邪溢阳明加葛根，三阳加法休错讹。
舌苔渐黄加大黄，三消饮之取效多。

又歌曰：三阴三阳，医书中之隐语也，说破大吉。

何为手三阳？三焦肠与肠。太阳小肠，少阳三焦，阳明大肠。

何为手三阴？肺金心与心。太阴肺，少阴心，厥阴心包。

何为足三阳？膀胱胆与胃。太阳膀胱，少阳胆，阳明胃。

何为足三阴？脾肾肝相继。太阴脾，少阴肾，厥阴肝。

【校注】

① 以：因，因为。

② 歼旃（zhān 毡）：消灭。

③ 洞下：水泻如从洞中出，形容泻下之峻。

④ 全：同“痊”。

⑤ 瑟缩畏葸（xǐ 喜）：畏首畏尾，退缩不前。瑟缩即收敛，哆嗦发抖。畏葸即畏惧、害怕。

⑥ 三致意：再三嘱托。

瘟疫失下诸证

瘟疫传里，舌生黄苔，热聚于胃，正好攻下。若应下不下，是为失下。邪热充溢，五脏、六腑皆受其病。以脏腑之强弱分先后，方书[①]谓一日传一经，挨定次序，六日一周者妄也。特传于某经，必见某经之证耳。传于肺经则咳嗽；传于心经则昏沉。应下失下，邪传心经，证见昏沉。热入至深，急下症也。治宜达原饮合小承气汤，加犀角、黄连。体壮热甚者，须加芒硝；气体单弱，须加党参、当归，即所谓黄龙汤也。病势至此，甚为危险，若单用硝黄[②]以泻邪热，虽能釜底抽薪，犹恐缓不济急，仍归糜烂，必兼用犀黄[③]以清心热。滚锅点水，始可立止沸腾；加以参、归[④]恐其泻后亡阴也，惟老人、虚人宜之；少壮者可以不必。服药后，洞下五六次，邪热退，即清醒，此邪热蒸心，证见昏沉之治法也。若夫应下失下，邪热充盛，溢于肌肤，则为斑疹。治宜吴氏举斑汤和小承气汤；大黄只用三钱，缘发斑发疹，瘟邪分泻。内热转轻，可以不用大剂，且恐邪热内陷，斑疹骤回，故用山甲以透之；当归以托之。然斑疹为标，邪热为本，必内热全清，方为病愈也。此邪热外溢，证见斑疹之治法也。若夫应下失下，邪热上冲，直攻咽喉，则为咽喉肿痛。治宜普济消毒饮合小承气汤。大黄至少须用五钱，但得洞下一次，喉痛即减，必洞下七八次，喉肿乃消；用药稍缓，则咽喉肿闭，药不下咽矣。若单用普济消毒饮而不用大黄，釜底之烈焰方炽，釜中之汤液将尽。止于釜中点水，而不于釜底抽薪，尚能迁延几时乎？咽喉为要害处，咽喉肿痛为致命伤，此刑名家所谓要害一伤，奇重者也。然治之有法，立可回生，慎勿张皇失措。问遇咽喉肿闭，汤药不入者，令病人坐立，两手下垂，使其血向下注，更为极力推赶，自项历肩，越时至腕，连漉数十次，两臂觉麻，即是疠气恶血，渐已流动，喉闭略开，药能入腹矣。急与前药一二匙，更用带子将两手腕扎住，不令恶血走散，用针刺少商穴及各指近甲薄肉正中处，捻出恶血，将前药陆续服尽，半日之中，能下五六次。舌苔已刮去者，次日视之，苔不复生，则是邪热退，药可暂止。若舌苔有生，可知余热尚在，须照前方，再进一剂，邪热退尽，方为全愈。病证全愈之后，须服清燥养荣汤数剂，缘病证太深，邪热之耗血太甚也。此邪热上冲，咽喉肿痛之治法也。若夫应下失下，邪热内蕴，有见为结胸证者，其证胸胁满痛，坚硬拒按，虽用芒硝、大黄，往往推荡不动，是宜内外兼治。内服大承气汤，少加党参以助气；重用当归以生津；外用景岳罨熨[⑤]之法以流通气血，兼助药力之不及，必得洞下。胸胁之坚结始开，必舌苔退净，邪热之郁闭[⑥]方尽也。若夫应下失下，热深厥深，有见为身冷证者。瘟疫本系热证，热入至深，反见寒证，必欲拥被向火，四肢厥逆，甚有周身皆冷者，误为真寒，投以桂附，祸不旋踵[⑦]，固不待言。即据舌苔之黄厚，知其实热之有凭。予以大承气汤，即恐其大下亡阴，病虽愈而命不保耳。吴氏黄龙汤可借用；景岳罨熨法可借用。此等证尚不甚多，瘟疫传里日久，间或有之。至若瘟疫初起，阳气为阴邪所郁，憎寒之证，亦有类此者。然其证在表，舌苔必不黄，予以吴氏达原饮，顷刻厥回，仍见热证，则易于施治矣。治疫方书甚多，惟又可吴氏，麟郊戴氏，确有真见。所云："瘟疫初起，用药最要清楚，此处头绪不差，日后传变救援亦易。"又云"舌无苔则胃无物，可清润不可攻下"，诚至论也。其余方书，语多朦混，如谓"伤寒下不厌迟，瘟疫下不厌早"，何者为早？何者为迟？漫无界限，即系毫无把握，犹疑两可之说，苏模棱[⑧]之惯技也。误国误人，厥罪惟均。予谓下者，下其里之实也，里证昭然则当下。

下与不下，不可以时之迟早为断，而以病之表里为断，至察验舌苔，尤为足据耳。瘟疫失下，见证最多，此特举其大者言之。

◉吴氏达原饮

槟榔（三钱） 川朴（捣碎，一钱） 黄芩（生，三钱） 白芍（生，二钱） 知母（二钱） 草果仁（炒，研，二钱） 甘草（二钱）

◉小承气汤加犀角黄连

枳实（三钱） 黄连（捣，一钱） 犀角（磨汁，冲） 川朴（捣碎，二钱） 川大黄（生，五钱）

水煎服或加芒硝（二钱）。

◉黄龙汤

芒硝（二钱） 川朴（捣碎，二钱） 枳实（炒，二钱） 党参（三钱） 当归（生，五钱） 生大黄（三钱） 甘草（一钱）

生姜（二片）、大枣（一枚）为引。

◉吴氏举斑汤合小承气汤

当归（三钱） 白芍（生，二钱） 升麻（五分） 白芷（一钱） 柴胡（二钱） 山甲（炙，研，三钱） 川朴（二钱） 枳实（二钱） 川大黄（酒浸，生，三钱）

生姜（三片）为引。

◉普济消毒饮合小承气汤

黄芩（三钱） 黄连（捣，生，二钱） 元参（三钱） 甘草（二钱） 桔梗（三钱） 柴胡（一钱） 连翘（去心，三钱）　牛子（炒，研，三钱）　马勃（三钱）　僵蚕（捣，二钱）　枳实（炒，三钱）　川朴（捣，二钱）　薄荷叶（三钱）　板蓝根（三钱）　川大黄（酒浸，生用，五钱或七钱）

◉景岳罨熨法

葱白（四两）　生姜（四两）　生萝卜（八两）

共捣炒热，用布一块分包，罨胀疼处，轮换熨之，或加香附末（四两）。

【校注】

①方书：此指汉代张仲景所著《伤寒论》。

② 硝黄：指芒硝、大黄。

③ 犀黄：指犀角、地黄。

④ 参、归：指人参、当归。

⑤ 罨（yǎn 眼）熨：罨，覆盖，掩盖。用棉布或毛巾覆盖，然后喷以药液，再加以熨烫。

⑥ 阏（yān 淹）：阻塞不通。

⑦ 旋踵：形容时间短暂。

⑧ 苏模棱：“苏”指苏味道。“模棱”不明确表示可否。《新唐书·苏味道传》：“苏味道初拜相，依违无所发明，具位而已。常谓人曰：‘决事不欲明白，误则有悔，模棱持两端可也’。世号为模棱手，或模棱宰相。”

瘟疫当下诸证

里证昭然则当下。里证者何？曰烦躁；曰多言；曰谵语；

曰多睡；曰善忘；曰发狂；曰昏沉；曰循衣摸床，撮空理线；曰头胀痛；曰胸胀痛；曰胁胀痛；曰腹胀痛；曰小腹胀痛；曰大小便闭；曰小便赤；曰大便黑；曰胁热不利，热结旁流；曰舌苔黄黑，燥裂芒刺；曰舌强硬；曰舌卷短；曰咽干；曰咽喉肿痛；曰口苦；曰口甘；曰耳聋；曰鼻如烟孔，鼻孔扇张；曰呕；曰咳；曰渴；曰呃逆。皆里证也；皆热也；皆实也。瘟疫传里后，略其二、三端，即当下者也。然热必有所附丽[①]，或附丽于食，或附丽于水，或附丽于痰，或附丽于血。凡胸腹胀痛，按之坚硬成块者食也；凡胸腹胀痛按之则软，揉之漉漉有声者水也。邪热之所附丽，惟食与水，二者居多。吴氏三消饮，可以治疫；可以治食与水，用之最宜。如邪热附丽于痰，虽无形声可验，然必携痰上拥，壅塞隧道，为耳聋；为舌本强硬。服三消饮如不效，宜服蒌贝养荣汤合小承气汤。以蒌贝为主，枳实、大黄为佐之，泻下痰涎，即为对证。若有蓄血，为邪热所附丽，必善忘，大、小便黑，胸腹、四肢有痛不可按而濡者是。服三消饮如不效，宜服归芍汤合小承气汤，加红花、桃仁。以当归为主，枳实、大黄佐之，泻下黑粪，即为对证。食与水、与痰、与血，邪热之巢穴也。然邪热初传里时，附丽于食、于水者其常，服三消饮一二剂，下之即愈。若痰与血，乃热为实热，非清所能解，亦非汗所能解。贼已占踞地方，必须扫穴擒渠[②]，方能底定[③]。若徒事招抚，势必旋抚旋叛。畏硝黄而专用知、芩，实热在中，岂一清所能了事乎？不得已而议汗，用张仲景之麻黄、桂枝，虽汗之而不汗，以火上添柴，燥枯更甚也。用刘松峰[④]之元霜素雪，一汗之而即汗。以浮萍凉散，更有滋阴药以润之也。疫在表时，用之尚可，若待传里之后，实热在中，又岂一汗所能了事乎？即使暂见减轻，而邪退结存，亦必旋愈旋复，此陶士行[⑤]所谓遵养时贼；熊文灿[⑥]之招抚流寇也。岂无不服一药，因自汗、战汗而愈者！然饮食渐进，津液渐生，必下硬之物，如牛黄、狗宝然，岂非热之所结，应下失下，终必下而后愈乎？清、汗、下为治疫三法，而下为尤重。吴氏三消饮，清、汗、下三法备焉，故三消饮为治疫主剂。知母、黄芩能清者也；柴胡、羌活、葛根能汗者也；川朴、槟榔、大黄能下者也。初用三消饮，必去大黄者，以舌苔未黄，邪热散布于表，无可下也。继用三消饮，必重用大黄者，以舌苔已黄，邪热已聚于里，正可下也。用之适当其可，洞下数次，则舌苔退，烦热除而病愈矣。其得力处，在清乎？在汗乎？抑在下乎？不此之务，而强清其热，投以黄连、黄柏以致凝结愈固。强发其汗，投以桂枝、麻黄，以致烟焰愈张。尚不如未曾服药者，头绪不乱，犹易于施治也。瘟疫当下诸证，悉数难终。然证虽百，而热则一；热虽百，而下则一。方药或加或减，举其大凡，可以隅反。必欲逐条剖析，则有戴麟郊之《广瘟疫论》在兹不重出。

◉吴氏蒌贝养荣汤合小承气汤

知母（二钱） 花粉（二钱） 川贝（捣碎，五钱） 蒌仁（炒，去油，四钱） 橘红（二钱） 白芍（二钱） 当归（二钱） 川朴（二钱） 枳实（炒，三钱） 川大黄（酒浸，生用，三钱），水煎服。

◉归芍汤合小承气汤

当归（五钱） 赤芍（三钱） 枳实（三钱） 川朴（捣，二钱） 红花（二钱） 桃仁（去皮，炒，研，二钱） 川大黄（酒浸，五钱），水煎服。

◉元霜丹

浮萍（五钱） 玄参（三钱） 麦冬（去心，三钱） 白芍（生，一钱） 丹皮（二钱） 甘草（一钱） 生姜（三钱） 大枣（二枚，劈）

◉素雪丹

浮萍（五钱） 玄参（三钱） 麦冬（三钱） 白芍（一钱） 丹皮（二钱） 葛根（二钱） 石膏（三钱，生，研） 甘草（一钱） 生姜（三钱），水煎服，呕者加法夏（三钱）。

【校注】

① 附丽：附着、依附。

② 擒渠：这里渠作“大”解，即头领。捉住头领叫“擒渠”。

③ 底定：彻底解决。

④ 刘松峰：指刘奎，字文甫，号松峰。清代乾隆末年（1795），诸诚县人。著有《松峰说医》及《瘟疫论类编》。

⑤ 陶士行：即陶侃（259—334），字士行（或作士衡），东晋将领，庐江寻阳（今湖北黄梅西南）人。初为县吏，后升任郡守，在击败杜弢后，再升任荆州刺史。在州署朝夕运甓，励志勤力。王敦败后，仍还荆州。太宁三年（325），加封征西大将军。苏峻与祖约起兵叛乱，攻入建康（今江苏南京），被陶士行击败，收复建康。后又任江州刺史等职。他勤于职守，四十年如一日，厌恶饮酒、赌博，常勉人珍惜光阴，为时人所称颂。

⑥ 熊文灿：（1593—1640）明代大臣，永宁卫（今四川叙永）人，万历年间进士，曾任右佥都御史，兵部右侍郎等职。任福建巡抚时，曾招降郑芝龙。崇祯十年（1637），以兵部尚书总理陕西、河南、湖广等省军务，率兵镇压张献忠起义军，并以欺骗手段，诱降张献忠。崇祯十二年（1639），因张献忠再起，而被朝廷下狱，次年被杀。

瘟疫难下诸证

瘟疫传里之后，当下而难下者，其证有三：一曰四损；一曰四不足；一曰妊娠。戴氏云："大劳、大欲、大病、久病后为四损"。气血两虚，阴阳并竭，复受疫邪。正虚则邪热愈深，邪深则传化难出。汗下伤正而正脱；补血郁邪而邪锢[1]，多不可治。然补泻兼施，间有愈者。有补泻合用之法；有先补后泻之法；有先泻后补之法。凡人参败毒散、人参白虎汤、黄龙汤、竹叶石膏汤，皆补泻合用之法也。先用补剂，后施汗下，先补后泻之法也；先用汗下，后施补剂，先泻后补之法也。当询病之来路，斟酌施治。尤当审现在之证。若纯见实证，亦不可以疑似之见误人。大凡周身俱见大实、大热之证，而一二处微见虚象，则吃紧照顾其虚；周身俱见虚象，而一二处独见实证，则吃紧斡旋其实，此治病之权衡也。若夫汗之而表证愈增，如头痛、身痛更甚之类；清下而里证愈增，如烦渴、胀满更甚之类，则大虚有盛候也，急宜补之勿疑。既辨其证，尤当细辨其脉。凡遇脉之浮候盛大者，须谨察其沉候有无力处；六部脉皆盛者，须谨察其一部有独无力处。果得其一部一候之真无力，便可略其诸部诸候之假有余，从而施治，有独见若神之妙。夫既询其来路之大概；又察得其轻重之确凭；再加之脉理精详，则烛照无疑矣。其损证之状甚多，当参后四不足条看。学究按此瘟疫传里，当下而难下者之一也。补泻兼施之法，用黄龙汤最为相宜。当归原系补血之品，然能润燥滑肠，可以助下剂之力。党参原系补气之品，然能助胃气；胃气虚而屡下不通者，加入承气汤中，一服而宿垢顿下。至于芒硝最能软坚，必有坚结，有燥矢，尤不得已乃用之，否则但用大黄可矣。戴氏又云："四损由人事，四不足由天禀，四损在暂时，四不足在平素。"然四不足亦有由四损而来者，不可以四损之外更无不足。四不足者，气血阴阳也。气不足者，少气不足以息，语言难出也，感邪虽重，反不能成胀满痞塞。凡遇上，纵宜宣伐，必以养气为主。血不足者，面色痿黄，唇口刮白也，感邪虽重，面目反无阳色。纵宜攻利，必宜养血为主。阳不足者，或四肢厥逆，或肢体恶寒，恒多泄泻，至夜益甚；或口鼻冷气，受邪虽重，反无发热苔刺燥渴。凡遇此等证，纵欲攻利清热，必先之以补。待其虚回，实证全见，然后以治实之法治之。阴不足者，自然五液枯干，肌肤甲错，感邪虽重，应汗无汗，应厥不厥[2]。遇此等证，纵以攻利，必先之以养阴，待其气化津回，邪多不治自退。设有未退，酌用清利。攻利若早，其病益甚。以上四不足，合前条四损，总不可正治其邪，必以养正为要。先服养正药，待其实证悉见，方可攻邪。若服攻邪药，虚证复见，仍当调补其虚，养正以祛邪，祛邪以安正。互相加减，迭为进退，直待邪尽去而正不伤，方为善治。学究按以上四条，所言未及下证，如有当下之证，亦难下者也。当仍以黄龙汤施之，于气血阴阳兼能顾及。至于芒硝，尤宜斟酌也。戴氏又云："妊娠感时疫，须治之于早，则热不深入而伤胎。"当汗、当清之证，当速治不待言。当下之证，尤不可迟。若因妊娠忌下伤胎之说，因循略迟，则胎受热蒸而反易坠。一见里证，速下其热，其胎反安然无事。盖有热则病受之，内经所谓"有故无损"者于此见之，此历验不诬者。妊娠受疫，当下失下，至于舌黑腰痛，小腹下坠至急，则其胎多死腹中，自欲坠矣。此时下亦堕，不下亦堕。然下之胎堕，母犹可救十中二三；不下则母无生理，胎亦不能独存。同一堕胎，而此善于彼。当明言于病家，而后施治。下药虽三承气汤皆可用。惟芒硝当慎，以其专主伤胎，非大实、大热、大燥，不可试也。学究按此瘟疫传里，当下而难下者之一也。然粪瘀热，乃肠胃间事。胎附于脊，乃肠胃以外子宫内事。大黄亦肠胃中药，妊娠瘟疫，邪热初传里时，用之无可疑虑。若传里日久，则可虑处甚多。如必用承气、黄龙诸汤，总以不用芒硝为是。当下难下，又不得不下，用药正须慎之又慎耳。

◉人参败毒散

党参、茯苓、枳壳、桔梗、柴胡、前胡、羌活、独活、川芎、薄荷、甘草，生姜为引。

◉人参白虎汤

石膏、知母、党参、甘草，加粳米水煎服。

◉竹叶石膏汤

党参、法夏、麦冬、竹叶、石膏、甘草，加粳米、生姜煎服。

◉黄龙汤

大黄、芒硝、川朴、枳实、甘草、党参、当归，生姜（五片），大枣（一枚）煎服。

【校注】

① 锢（gù 固）：原意为把金属熔化，浇灌堵塞空隙。此指病邪胶着难除。

② 应厥不厥：厥者，厥逆也。即手足逆冷之症。应厥不厥是应当手足逆冷而无此症。

瘟疫下后诸证

瘟疫传里之初，当下即下，其时血气之耗散尚轻，邪热之盘踞未固。用三消饮，多者两剂，少者一剂，洞下七八次，内热既去，则外感自清，表里俱无证矣，不必更议服药。若应下失下，邪热胶锢，必须大下屡下，始足以胜之。迨邪气既除，而正气已亏，往往变生他证，则善后事宜，更须急讲也。有下后夺气不语者，此阴虚气虚也，宜人参养荣汤；有下后口干唇燥，津不到咽者，此阴虚血虚也，宜清燥养荣汤；有下后反痞者，此气血本虚，因下而益虚也，吴氏以为宜参附养荣汤，然附子宜酌用；有下后反呕者，此胃气虚寒也，宜半夏藿香汤；有下后脉反数、身反热者，此郁阳暴伸也，宜柴胡清燥汤；有下后渴热未除，里证仍在者，此邪热未尽也，宜承气养荣汤。下后诸证，尚不止此，举此以例其余耳。若夫不善于下，不慎于下，因下成疾，尚须以药治药者，不在此例。至于瘟疫愈后，宜防三复。戴氏曰："三复者：劳复、食复、自复也。"劳复者，大病后因劳碌而复也。不必大费气力，即梳洗沐浴，亦能致复。复则复热，诸证复起，惟脉不沉实为辨。轻者静养自愈，重者必大补以调其营卫，知其脏腑，待其表里融和才愈。误用攻下清凉，必致不救，安神养血汤主之。若因饭食过多而复者，舌苔必复黄，轻则损谷自愈，重则消导始愈。若无故自复者，乃伏邪未尽也。当问从前所见何证，服何药而解，今仍用前药，以涤其余邪则愈。时疫复证，有复至再三者，屡复之后，必兼四损、四不足证。宜参前条加减进退之法治之，此三复也。学究谓瘟疫初愈，薙[①]头则必复；入房则必复，二者尤宜戒之。又有愈后发肿者，戴氏以为气复血未复，气无所归，故作肿也。如无他症，静养自愈。有发颐[②]者，戴氏以为余热留于营卫也，宜解毒清热疏散，以普济消毒饮为主。发在耳后，重用柴胡、川芎；在项下重用葛根；在项后或巅顶，重用羌活。有发疮者，戴氏认为余热淫于肌肉也；有发痿者，戴氏以为热伤筋脉也；有身体枯瘦、皮肤甲错者，戴氏以为索泽[③]热伤阴也，吴氏诸养荣汤可酌用；有骨蒸如劳瘵者，戴氏以为余热尚于阴分也。如仍有实证，宜承气养荣汤；如全系虚证，则生四物汤去川芎，或八珍汤去川芎，消息其阴阳而酌用之。

◉吴氏人参养荣汤

党参、麦冬、五味、地黄、归身、白芍、知母、陈皮、甘草，水煎服。

◉吴氏清燥养荣汤

生地、归身、白芍、知母、陈皮、花粉、甘草，灯心作引。

◉吴氏参附养荣汤

当归（一钱）　白芍（一钱）　生地（三钱）　附子（炮，炒，七分）　干姜（一钱）　党参（一钱），水煎服，附子宜酌用。

◉半夏藿香汤

法夏（一钱五分）　藿香（一钱）　干姜（一钱）　茯苓（一钱）　白术（土炒，一钱）　陈皮（一钱）　甘草（五分）

◉吴氏柴胡清燥汤

柴胡、黄芩、陈皮、花粉、知母、甘草，加生姜、大枣煎服。

◉吴氏承气养荣汤

知母、当归、白芍、川朴、枳实、川大黄，加生姜，水煎服。

◉吴氏安神养血汤

茯神、枣仁、当归、远志、桔梗、地黄、白芍、甘草，加龙眼肉煎。

◉八珍汤去川芎

党参（三钱） 茯苓（二钱） 白术（炒，二钱） 炙草（一钱） 白芍（三钱） 当归身（炒，五钱或七钱） 大生地（五钱），水煎服。

【校注】

① 薙（tì 剃）："剃"的异体字。本指除草，此指刮去毛发。

② 发颐（yí 仪）：颐即面颊、腮。两颊和下颌部突然肿痛叫发颐，即痄腮（腮腺炎）。

③ 索泽：口渴欲饮。要求饮水以润燥。

瘟疫说难解嘲

瘟者热病也，疫者民病也。瘟疫者，天地之疠气，即人而见者也。故在天则为疠，在人则为瘟，在众人而为疫。雨旸[1]时若之世，冬寒夏暑，春暖秋凉，天地之气，皆和气也。若夫大兵、大祲[2]之岁，恒雨、恒旸、恒燠、恒寒、恒风，天地之气，皆疠气也。地之上皆天也，皆气也。人在气中，如鱼在水中，鱼之一吞一吐皆水也；人之一呼一吸皆气也。人在疠气之中，一呼一吸，无非疠气，避无可避，亦触不待于触也。方书谓人触之即病者非也。人之一身，惟血与气，凡气之所至，皆疠之所至，无形无声，无方无体，无在无不在也。方书谓瘟邪藏于膜原者非也，其不即病者，特以无所感耳。感人者非一端，而风寒为尤甚。

不必大风大寒，即偶尔脱帽解衣，当户垂堂，微觉洒淅，业已主气退而客气进矣[3]。憎寒发热，势将相逼俱来，况穷苦之人，冒雪雨，犯霜露乎？然风寒非瘟疫也，风寒者，瘟疫之介绍耳，媒妁耳。瘟疫因风寒而成病，成病之后，则瘟疫当行，风寒皆刍狗[4]矣。张仲景泥于风寒，故其立论以伤寒名篇；泥于伤寒中风，故其立方以桂枝、麻黄为主。《热病篇》曰："人之伤于寒也，则为病热。"热病而予以热药，其由恶寒发热，驯致于大烦骚扰者，皆桂枝汤之热为之也。且张仲景之所谓伤寒、中风，不过感冒风寒。所谓恶寒发热，亦表证之极轻者。但以感冒之法治之，可以一药而愈，原不必另立伤寒名目。特以桂枝、麻黄汤剂，以轻病而治成重病，甚至不可挽回。即当并无瘟疫之时，偶感风寒，误服热药，以热济热，亦能助起邪热。邪热由表传里，所见诸证，亦与瘟疫无异，弄假成真，此类是也。何况瘟疫流行之时乎？自有桂枝、麻黄汤之设，由汉迄明，千有余年，误人不知几千百万矣。司马温公以身付医，病革谆谆如梦中语，皆朝廷天下事；杨忠愍公染瘟疾，服罗廷瑞发汗药，遂昏不省人事，皆其明证。此外大疫成灾，史不绝书，所伤辄数十万。当事者给予医药，所给者不过张仲景之桂枝、麻黄汤，罗廷瑞之发汗药耳，不然何以伤人如彼之多也。元·耶律楚材[5]灭夏归，取大黄两驮，既而军士病瘟，惟得大黄可愈。楚材用活万人，详著史册，班班可考。孰得孰失，博览者何率不经意耶？明·吴又可鉴桂枝、麻黄汤之失，另辟法门，特着《瘟疫论》，立达原饮、三消饮诸方，诚为卓识真见。此外如刘松峰、周杓元、周禹载[6]、杨栗山、孔毓礼[7]诸人，各有论说。奈胸无定衡，更兼词不达意，是以愈说愈晦。惟戴氏麟郊[8]，本吴又可《瘟疫论》之义，著《广瘟疫论》四卷。其书前总、中分、后合，一部直如一篇，条分缕析，理明词达，在医书中，允为通品。然亦未敢直言张仲景之失，直斥桂枝、麻黄汤之误。且谓此二汤者，乃治伤寒之剂，非治瘟疫之剂，特后人之治瘟疫者误用之耳。迁就而为之讳，所谓安得不云尔乎者也。吾谓不然，桂枝、麻黄二汤，后人用之而误，张仲景用之而亦误也；用以治瘟疫而误；用以治伤寒而亦误也。其已然之效，固彰明较著，而不可讳饰也。予业儒而不习医，与张仲景本无衣钵之缘，无所用其迴护。且是非得失，贵有定评，亦不必为贤者讳。庸敢正言张仲景之失，直斥桂枝、麻黄汤之误，以破千古之惑。仲景固仁人君子也，九原[9]可作，当必以爱之者为疢疢[10]，而以恶之者为药石矣。奉告究心医理者，伤寒二字，应一笔抹煞，而以感冒二字代之。不泥《伤寒论》，自不用桂枝汤，三阴三阳诸证，亦不复见矣。至于瘟疫病证，年年皆有，处处皆有。较大兵大祲之岁，虽有众寡轻重之殊，而其为病则一。分别表里，以三消饮加减施治，正如曲突徙薪[11]，自无焦头烂额之虞[12]。此外诸方，皆备而不用者也。予著此论，知必为医家所嘲，故即名曰解嘲。嘲予者，慎勿误用桂枝、麻黄汤，致为大烦骚扰者所嘲斯可矣。

【校注】

① 雨旸（yáng 阳）："旸"是太阳出来，即晴天。下雨和晴天叫"雨旸"。

② 祲（jìn 尽）：不祥之气。

③ "当户垂堂"三句：意思是说，当身体正气虚弱之时，对着窗户在厅堂站立，觉得身上微微有点寒冷，这时已经是风寒之邪进入人体了。"当户"是对着窗户。"垂堂"是在厅堂站立。洒淅，人体感受风寒后，出现的一种恶风和恶寒的感觉症状。《伤寒论》有"太阳中风……淅淅恶风"的表述，洒，是说感受风寒后，会有一种飘洒雨水的体验。形容恶寒的症状。

④ 刍（chú 除）狗：刍即草，古代祭祀时用茅草扎成的狗叫刍狗，祭后则弃去，喻轻贱无用的东西。

⑤ 耶律楚材：（1190—1244 年）蒙古成吉思汗、窝阔台汗时大臣，字晋卿。契丹族，辽皇族子孙。任事近 30 年，官到中书令，建议军民分治，立赋税制

度，兴文教，开科取士。元代立国规模，多由其奠定。著有《湛然居士文集》。

⑥ 周禹载：名杨俊，字禹载，清代吴人，副贡生，屡试不售，年未40即弃儒就医。著有《伤寒论二注》《金匮玉函经二注》。

⑦ 孔毓礼：字以立，清代黎水人，著有《痢疾论》。

⑧ 戴氏麟郊：戴麟郊，名天章，字麟郊，上元（今江苏江宁）人。邑痒生，少师林青雷，强记，所读经史能通部遂背。精医理，博览深思，活人无算。清代雍正年间人，晚号北山学者，称北山先生。著《广瘟疫论》《咳论注》《疟论注》等书。

⑨ 九原：即九州。

⑩ 疢疢（chèn 趁）：即疾病，此喻忧患。

⑪ 曲突徙薪：把直烟囱换成曲烟囱，搬走烟囱下积聚的柴草。用以比喻防患于未然。突，烟囱，薪，柴草。典出《汉书·霍光传》，客人看见主人直突下有积薪，建议换成曲突，把柴草搬移走，主人不听，后来果然失火。救火之人焦头烂额，才把火扑灭。主人感谢，杀牛买酒酬谢。有人问他为什么不酬谢“曲突徙薪”之人，如果早听他的话，就不杀牛买酒了，主人乃悟而请之。

⑫ 虞（yú 鱼）：忧虑。

【按语】

解嘲者而虑人之嘲，当嘲者而终难免于嘲。刘氏“直斥桂枝、麻黄汤之误”“不知几千百万矣”，而把“司马温公以身付医，病革谆谆如梦中语，皆朝廷天下事”和“杨忠愍公染瘟疾，服罗廷瑞发汗药，遂昏不省人事”，一股脑儿都推到张仲景头上。后人治病之误，由后人自负，怎能张冠李戴呢？仲景制定的桂枝、麻黄汤，原为伤风寒而设，并非为瘟疫热病而设。且对其有明文规定。桂枝汤的适应证，在脉上是“阳浮而阴弱”，即举之有余，按之不足而浮缓；在证状上是“自汗出，鼻鸣，干呕”；在自我感觉上是“啬啬恶寒，淅淅恶风，翕翕发热”“头痛”等。“啬啬恶寒”，形容恶寒较重，畏缩怕冷；“淅淅恶风”形容如冷水洒身，不禁其寒；“翕翕发热”是一种轻度发热，非蒸蒸大热；“鼻鸣”，是鼻塞出气不利；“干呕”，是外邪犯胃，食则胃气上逆，并非胃热大盛的呃呕大吐。至于麻黄汤的适应证是“脉浮紧”“头痛发热，腰痛，身痛，骨节痛，恶风无汗而喘”。并指出“咽喉干燥”“淋家”“疮家”“衄家”“亡血家”“汗家”“阳虚”“尺中迟”“身重心悸”等禁用麻黄汤。由此观之，桂枝、麻黄汤纯系对外感风寒而设，并非为瘟疫热病而设。其对温热病另有说明，他认为“发热而渴，不恶寒者为温病”“身灼热者为风温，风温为病，脉阴阳俱浮，自汗出身重，多睡眠，鼻息必鼾，语言难出”。所谓“灼热”是热度很高，如火烧灼。他特别强调：“伤寒一日，太阳受之，脉若静者为不传。颇欲吐，若躁烦，脉数急者为传也。”风寒外袭，继以传里，已非表证，桂枝、麻黄汤，仲景早已弃之不用。“表里大热”“大烦渴不解，脉洪大者”用白虎汤；“结胸者，项亦强，如柔痉状，下之则和，宜大陷胸丸”；“发汗不解，蒸蒸发热者，属胃也，调胃承气汤主之”；“日晡所发潮热，不恶寒，独语如见鬼状，若剧者，发则不识人，循衣摸床，惕而不安，微喘直视，脉弦者生，涩者死，微者，但发谵语者，大承气汤主之”；“胃中燥，大便必硬，硬则谵语，小承气汤主之”。刘氏斥“张仲景之失”“泥于风寒”，实属偏颇之词。

《伤寒论》以伤寒命名，乃就广义而言，其中包括有中风（伤风）、伤寒（受寒）、湿温、热病、温病等五种。以六淫为病因，来论述病机、病证、治则、处方用药，并包括部分杂病在内，是一部辨证论治的专书。汉代仲景的“伤寒”非清代刘氏的“感冒”，不能“一笔抹煞，而以感冒二字代之”，亦非现代西医所说的“肠伤寒”。详著洋洋，有目共睹，明文昭著，焉用迴护？当嘲而不嘲非也，非嘲而嘲之，亦非也。

卷二

疟疾

疟疾有表证，有里证，有虚证，有实证。表证者何？寒与热是也。里证者何？实与虚是也。寒与热乃标也，实与虚乃本也。方书所断断较量者，曰先寒后热，先热后寒，寒多热少，热多寒少，皆标也。用桂枝麻黄汤以散寒，所治者亦皆标也。皆于疟疾无当也。必察验虚实以施治，始为得其要领耳。疟疾乃瘟疫余孽，故大疫之后多有之。人之病疟者，率[1]由饮食之内伤，加以风寒之外感，饱食之后，酣寝[2]于风露之中，饮食因寒而凝，停积于胃，是以作寒作热。初发时，舌必有苔，必中满[3]不嗜饮食，甚且发呕。是即实证之明验也。治宜清脾饮，加槟榔、枳壳、大黄，洞下数次，舌苔退，中满除，里证渐清，寒热亦减。往往一药即愈。其不愈者，或小其剂，再服之。里证全清，寒热自不作矣。此疟疾初发，察系实证之治法也。若夫久疟失治，气血消耗，身体瘦损，或服药过当，克伐太甚，积虽去而病未除，以致迁延不愈，则系虚证。宜休疟饮、何人饮，随证略为加减，三数剂即痊愈。此疟疾日久，察系虚证之治法也。皆治疟之成方也。窃[4]谓疟疾与瘟疫相类，其憎寒发热，即瘟疫之里证，用吴氏三消饮为最宜。此亦疟疾实证之治法也。若曾经攻下，里证亦除，表证尚未痊愈，用吴氏柴胡清燥汤、人参养荣汤为最宜。此亦疟疾虚证之治法也。更有气血已虚，而实证犹在者，其证身体瘦损，仍有舌苔，中满不嗜饮食，此盖病疟之初，所服不过清热散寒之剂，舍本求标，在里之停滞未消，在表之寒热，何以能除？此等证仍须攻下，必补泻兼施，乃为得宜，用小承气汤，加参、归、槟榔、砂仁、山楂、神曲，推下垢秽如鱼脑然，即为中病。舌苔渐退，中满渐除，即为病减。更服休疟饮，或柴胡清燥汤数剂，则寒热不作矣。此疟疾虚中有实，补泻兼施之治法也。凡疟疾缠绵不愈，或旋愈旋复，多系虚中有实，然当正衰邪盛之时，非下不可。欲下又不敢，故用药颇难。宜详看舌上是否有苔，有苔则可下。兼察胸中是否拒按，拒按则可下。下之即愈，且愈而不复。加参归于承气汤中，可无虚脱之虞[⑤]，不必畏葸[⑥]。新愈之后，忌生冷，忌风寒，忌剃头，忌入房。

◉加味清脾饮

青皮（二钱）　柴胡（二钱）　厚朴（捣，二钱）　黄芩（生，二钱）　法夏（研，二钱）　茯苓（二钱）　白术（炒，二钱）　草果（炒，研，二钱）　槟榔（三钱）　枳壳（炒，三钱）　川大黄（生，五钱）　甘草（一钱）

生姜引。

◉休疟饮

党参（五钱）　白术（炒，三钱）　归身（炒，七钱）　生地（三钱）　白芍（炒，三钱）　何首乌（一两）　炙草（二钱）

◉何人饮

何首乌（一两）　党参（一两）　当归身（炒，五钱）　陈皮（一钱）　煨姜（三钱或三片）

黄酒（一杯）为引，此方加桃仁泥（五钱）尤妙。

◉参归承气汤

党参（三钱） 归身（生，三钱） 川朴（捣，三钱） 枳实（炒，二钱） 槟榔（三钱） 山楂（三钱） 砂仁（炒，研，二钱） 神曲（三钱） 川大黄（酒浸，三钱）

水煎服。

◉吴氏三消饮

槟榔（二钱） 厚朴（捣，二钱） 草果仁（炒，研，二钱） 知母（二钱） 黄芩（生，二钱） 白芍（生，二钱） 甘草（一钱） 柴胡（三钱） 羌活（三钱） 葛根（三钱） 川大黄（酒浸，三钱或五钱）

生姜(三片)为引。

◉吴氏柴胡清燥汤

柴胡（二钱） 黄芩（酒炒，一钱） 陈皮（一钱） 甘草（一钱） 花粉（一钱） 知母（一钱）

加生姜、大枣煎服，或加党参（三钱）、当归（炒，三钱）。

◉吴氏人参养荣汤

党参（三钱） 麦冬（二钱） 五味（一钱） 地黄（生，二钱） 归身（炒，三钱） 白芍（醋炒，二钱） 知母（一钱） 陈皮（一钱） 甘草（一钱）

【校注】

① 率（shuài 帅）：大概，大略。

② 酣寝：沉睡。

③ 中满：胃满胃胀。

④ 窃（qiè 切）：旧时谦词。

⑤ 可无虚脱之虞（yú 于）：没有导致虚脱的危险。虞，贻误。《诗·鲁颂·閟宫》："无贰无虞。"《毛诗故训传》："虞，误也。"

⑥ 畏葸（xǐ 喜）：畏惧、害怕。

痢疾

痢疾，里证也。有实有虚。实生热，虚生寒。方书所详，不在虚实而在寒热。谓白痢为寒，红痢为热，是舍本而治标也。更有以五色痢分配五脏者，则求精而反凿[①]矣。学究以为痢疾一证，分别虚实，最为紧要。当先询其致痢之由，以定施治之准。痢疾之作，往往沿门阖户[②]，此固天地之疠气使然[③]，然成病亦必有所因。因饮食停滞者，十居八九。痢疾之初，如舌有厚苔，胸中满闷，坚硬拒按者，实证也。实则生热。即生冷瓜果诸寒物，停滞于胃，亦即变而为热。然热不可清，缘[④]热生于实，清热者徒伤胃气，而无损于病。必去其实而病始愈。治实之法，又不可专恃[⑤]攻下。宜滑润而兼消导，加味芍药汤为最宜。服药之后，努圊[⑥]变而为滑利，红白变而为黄粪，即为药已中病。如一药尚未全愈，更进一剂。须体察积滞之轻重，以酌大黄之去留。此痢疾初起，察系实证之治法也。若夫痢疾日久，变证交作，寒热杂投，气血两亏，则为虚证。虚能作热，烦躁发渴之类是也。虚则生寒，下利完谷之类是也。欲补其虚，施以参术则胀满。欲暖其寒，施以桂附则下利纯血。欲清其热，施以连柏[⑦]

则入喉而病即已[8]矣。病证至此，不惟时医束手，即方书亦无良策也。知梅学究有独梅汤在，请为出而试之。大乌梅五个煎汤，白糖五钱为引，冲服。学究用此方以治痢，愈者多矣。类皆医士弃而不治之证也。此中颇有机栝[9]。庸敢于独梅汤发轫之始，缕析陈之[10]。痢疾日久，原系气血两亏，而大下亡阴，血之亏也尤甚。肝藏血，血亏则肝燥，肝燥则克脾，同室操戈[11]，盖不啻[12]穷极无聊，作合门自尽之计矣。救治之法，必须速解倒悬[13]。此时胃气仅存一息，不惟不任攻伐，即补剂亦非所堪。七日饿六，何可大嚼也。但能敛去肝木之克，予以休息，自能渐渐甦苏。乌梅最能敛肝，且能补肝。五味入胃，各有所喜。酸先入肝，甘先入脾，肝敛则脾舒。此药下咽一时之久，觉胸膈润和，仍欲再服，则是药已中病。欲食汤粥，则是脾胃已舒。连服数次，所下者变为黄粪，则是痢已渐痊。再服数日，即可全愈矣。以后日服独梅汤而小其剂，即不服他药，亦可。若有他证，或潮热，或自汗，皆系阴虚所致。可服滋阴养血药，必纯阴至静之剂，乃为相宜。独梅汤加炒归身、生地黄、熟地黄、醋白芍，所谓乌梅四物汤者是矣。此等虚证，几乎无药可用。惟独梅汤，能舒胃气于独绝，惟乌梅四物汤，能续阴气于垂尽[14]也。又有噤口痢，痢而兼呕，饮食不能入腹，尤为恶候。朱丹溪以为胃热，治用黄连、党参，煎汁徐服。张景岳以为一由脾胃气之虚，欲健中焦，非党参、白术、干姜、甘草之属不可；一由肾气之弱，欲实下焦，非熟地、附子、吴萸、肉桂之属不可。皆非也。此正阴亏血少，肝燥克脾之所致也。服独梅汤更为相宜。若呕止而痢不止，用加减补中益气汤甚效。

◉加味芍药汤

白芍（生，五钱）　当归身（生，五钱）　槟榔（二钱）　川朴（捣碎，二钱）　大黄（三钱）　枳壳（二钱）　山楂（生，二钱）　神曲（三钱）　甘草（一钱），生姜为引。

◉独梅汤

大乌梅（去骨，五个），煎汤，白糖（五钱）冲服。

◉乌梅四物汤

大乌梅（去骨，五个）　归身（炒，五钱）　白芍（醋炒，三钱）　生地（三钱）　熟地（三钱），水煎服。

◉加减补中益气汤

党参（三钱）　黄芪（炙，三钱）　炙升麻（一钱）　归身（炒，三钱）　熟地（三钱）　大乌梅（去骨，三个）　醋白芍（三钱）　炙甘草（一钱）　姜（三片）、枣（一枚）为引。

【校注】

①求精而反凿：为了更精细地说明问题，反而使讲出的道理牵强附会了。凿，穿凿附会。常用于书面语。指对于讲不通的道理，牵强附会，以求其通。

② 沿门阖户：全村、全家人。泛指生病的人很多，具有流行性、群发性。

③ “此固天地”句：这本是自然界的疫疠之气造成的。固，本，根本。天地，指自然界。疠气，疫疠之气，也就是能够引起疾病大流行的不正常之气。

④ 缘：因为。

⑤ 恃（shì 士）：依赖，仗着。

⑥ 努圊（qīng 青）：用力排大便。圊，厕所。

⑦ 连柏：指黄连、黄柏。

⑧ 而病即已：病就好了。已，结束，此指病愈。

⑨ 颇有机栝：很有些解决办法。机栝，处理事情的权柄。引申为解决问题的办法。《风俗通·过誉》：“稜（韩稜）统机栝，知其实。”

⑩ “庸敢”两句：（若不是对此问题有解决的办法）岂敢在使用独梅汤的开始，

就详细地阐述它呢？庸，犹“岂”，怎么。发轫，比喻事情的开端。轫，古时制止车轮转动的木头。要使车轮转动，必先将此木去掉，故古人常称启程为“发轫”。《离骚》：“朝发轫于苍梧兮。”缕析陈之，详细阐述。缕，详尽，细微。

⑪ 同室操戈：自相残杀。此处是讲人体脏腑病理性的乘侮关系。

⑫ 不啻（chì 斥）：不止、不但、不仅。《尚书·秦誓》：“其心好之，不啻若自其口出。”

⑬ 倒悬：比喻处境的痛苦和危急，像被人倒挂着一样。《孟子·公孙丑上》：“民之悦之，犹解倒悬也。”

⑭ 垂尽：指阴精枯竭。

泄　泻

泄泻有实有虚，有热有寒。实者二：曰食、曰水。食积于中，以致泄泻者，必胸胁胀痛，坚硬拒按。治宜大和中饮。陈皮、枳壳、川朴、山楂、麦芽、砂仁、泽泻，生姜为引。水积于中，以致泄泻者，必胸胁胀满，揉之漉漉有声，治宜大分清饮。茯苓、泽泻、木通、猪苓、栀子、枳壳、车前，生姜为引。二方亦可合用。寒泻有二：曰内伤生冷，外感风寒。内伤生冷以致泄泻者，亦宜大和中饮。外感风寒以致泄泻者，宜藿香正气汤，而大其剂，煨姜为引。若伤热而泻，必见热证，则大分清饮甚为相宜，益元散为引，瓜皮煎曾用甚效。以上诸泻，均系实证。其来也暴，其愈也速，尚不难治。难治者惟虚泻耳。虚泻有因虚而泻者，先患他证，日久失治，气血两虚，脾肾两亏，转而为泻是也。有因泻而虚者，本患泄泻，愈泻愈虚，阴血亏损，中气下陷是也。如无他证，则独梅汤合六君子汤最为相宜。若有虚热，则党参不可用。若有微滞，则白术不可用。若阴虚血燥，则茯苓不可用。若阳虚气弱，则陈皮不可用。病证至此，极难措手。宜诸药一概屏除，专服独梅汤以敛肝。盖大下则亡阴，阴亏则肝燥，肝燥则克脾。脾土受克，水谷不消，泻何能止？乌梅最能补肝，且能敛肝。肝敛则脾舒，不治泻而泻止矣。泻止之后，如阳虚之甚，则独梅汤合六君子汤，或合补中益气汤。阴虚之甚，则独梅汤合四物汤去川芎，或合八珍汤去川芎，可以酌用。北五省本以麦面为常餐。若泄泻日久，脾胃虚弱，麦面坚韧，不能消化，宜以大米代之。此外更有肾泻，即鸡鸣泻也。此脾肾两亏，大虚之证，宜四君子汤送四神丸，于戌刻[①]温服甚效，合独梅汤尤效。又有气泻，遇怒则泻。方书以为肝克土，脾气受伤而然，宜服解肝煎以顺其气。学究谓其论证则是，立方则非。凡人之易动肝气者，非肝气之有余，乃肝血之不足，虚证也。解肝煎中，用陈皮、厚朴以破气，不惟肝不能堪，且与泻大不相宜矣。宜服独梅汤以敛肝。肝敛则脾舒，脾舒则泻止。病愈之后，每晚服独梅汤一杯，不惟泄泻不作，即肝气亦不动矣。凡因实则泻，泻则水谷自消。病即药也，不药亦可自愈。治以大和中饮、大分清饮，不过因势利导耳。寒泻热泻，治宜清热暖寒。至于虚泻，方书以为宜补肾，学究以为宜敛肝，非立异[②]也。用地黄汤以补肾，殊[③]不见效。用独梅汤以敛肝，服之皆效。此盖历验不爽[④]者，是以[⑤]凿凿[⑥]言之耳。

◉大和中饮

陈皮（二钱）　枳实（炒，二钱）　砂仁（炒，研，二钱）　山楂（三钱）　麦芽（炒，三钱）　川朴（捣，二钱）　泽泻（二钱）　生姜（三片）为引，或加川大黄（三钱）。

◉大分清饮

茯苓（三钱） 泽泻（二钱） 木通（二钱） 猪苓（二钱） 栀子（炒，二钱） 枳壳（炒，三钱） 车前子（炒，三钱），水煎服或加川大黄（三钱）。

◉藿香正气汤

藿香（二钱） 紫苏（二钱） 桔梗（二钱） 陈皮（二钱） 茯苓（二钱） 苍术（炒，二钱） 川朴（捣，二钱） 法夏（研，二钱） 白芷（二钱） 大腹皮（三钱） 甘草（一钱） 加姜枣煎服。

◉益元散

辰砂（一钱） 滑石（六钱） 甘草（一钱） 共研细末，每服三钱。

◉瓜皮煎

此系河阴李先生方

西瓜青皮（一两） 绿豆青皮（一两） 肉蔻（炒去油，三钱）

◉独梅汤合六君子汤

党参（五钱） 白术（炒，三钱） 茯苓（三钱） 陈皮（二钱） 法夏（二钱） 大乌梅（五个） 甘草（一钱） 水煎服。

◉独梅汤

大乌梅（五个或十个，囫囵） 浓煎，白糖（一两）冲服。

◉**补中益气汤**

党参（五钱） 白术（炒，三钱） 黄芪（蜜炙，三钱） 陈皮（一钱） 归身（土炒，三钱） 升麻（蜜炙，五分） 炙草（一钱） 加乌梅（五个），姜枣为引。

◉**乌梅八珍汤**

大乌梅（囫囵，五个） 党参（五钱） 白术（炒，三钱） 茯苓（二钱） 白芍（醋炒，二钱） 熟地（三钱） 炙草（一钱） 加姜枣煎。

◉**四君子汤**

党参（五钱） 白术（炒，三钱） 茯苓（三钱） 炙草（二钱）

加乌梅（五个），姜（三片），枣（二枚）为引。

◉**四神丸**

吴茱萸（一两） 肉豆蔻（炒去油，二两） 补骨脂（四两） 五味子（二两） 右为末，用大枣（百枚）同姜（八两）煮熟，取肉捣丸桐子大，每服一钱五分。

◉**解肝煎**

陈皮 法夏 川朴 茯苓 苏叶 白芍 砂仁 姜（三片）煎。

【校注】

①戌刻：即戌时，指晚上7时至9时。

② 立异：标新立异，创建新的学说和理论。

③ 殊：极，很。《史记·廉颇蔺相如列传》："恐惧殊甚。"

④ 历验不爽：屡次实践验证均无差错。不爽，没有差错。爽，不合，违背。

⑤ 是以：所以。

⑥ 凿凿：鲜明。《诗·唐风·扬之水》："扬之水，白石凿凿。"

霍乱

霍乱者，阴阳相戾[1]，寒热相激[2]之证也。其脉有五七至一代者，诊之甚为惊人，然无妨也？方书谓霍乱之候，代脉勿讶[3]。盖一时清浊混乱，故脉不接续也。霍乱常年皆备有，而大兵大祲之岁[4]为尤甚。虽属天地之疠气，而病之者亦必有所因。因内伤者，隔宿[5]之水，不沸[6]之茶，半温之粥，震齿之泉[7]等类是也。因外感者，盛暑冒雨，湿地乘凉，幽房水阁，大扇风车等类是也。盖寒热错杂，则阴阳格拒，而霍乱成矣。其证上吐下泻，胸腹搅痛，或周身发热，或四肢厥逆。治之之法，惟针刺出血为最捷。呕吐者，宜刺舌下之青筋；泄泻者，宜刺腿弯之青筋，在对膝处，即所谓委中穴也。刺舌之法，令病者舌抵上齿，视其青筋暴露，即系黑血凝聚，刺者以青布垫指，拈定舌尖，左右青筋各一刺，黑血涌出，则呕吐顿止。刺委中穴法，令病人上身伏于桌上，两腿登立，由脊背向下极力推赶，推赶数十次，用带子在膝上扎紧，俾[8]青筋暴露，照青筋针刺，男左女右，病重则两刺之，捻出恶血，则泄泻顿止。针刺之，服藿香正气汤，须大其剂，丸散不足用也。予向以此汤治此证，恐其服药后而仍吐也，仅以两匙予之。嘱令略停片刻，再服两匙。乃余药尚温，业已睡熟，其效可知。遂予以全剂。一刺一药而病愈矣。此等证方愈之初，切忌用粥用饭，必俟隔宿，方可饮食。仍忌小米粥三日，不然必复作也。藿香正气汤中，药品多系温性。如霍乱时大渴大烦，热证居多者，与白虎汤合用为宜。他如万灵丹、灵宝如意丹，亦可用也。霍乱病证，有欲吐不能、欲泻不能者，名为干霍乱。方书以为宜炒盐与陈皮同煎，引而吐之。更有转筋霍乱，刘河间、朱丹溪皆以为热；陈无择以为宜温暖；张景岳以为阳明为五脏六腑之海，主润宗筋，此证以阳明血气骤损筋急而然。虽未明言治法，其注意则在补脾。学究以为干霍乱、转筋霍乱，皆肝木克脾土所致也。阴阳反戾，血亏肝燥，是以克脾。脾土受克，以是作吐作泻。脾土困极，是以吐不能吐，泻不能泻。若霍乱至于转筋，则其责在肝更明矣。用独梅汤以敛肝补肝，必当有效。至于针刺之法，则曾用而屡效者也。此外更有痧证、翻证，名目不一。要之皆霍乱之重者耳。此等急证，必须急治。惟针刺舌下青筋，腿弯青筋，取效甚速。仍服独梅汤，或藿香正气汤为宜。刘松峰《瘟疫论》中所载痧证、翻证甚多，阅之可广见闻。然值危急存亡之际，而用轻描淡写之方，适足误事[9]，付之不论不议之例可矣。

◉藿香正气汤

大腹皮（三钱） 紫苏（二钱） 藿香（二钱） 甘草（一钱） 桔梗（二钱） 陈皮（二钱） 茯苓（二钱） 苍术（二钱） 川朴（捣，二钱） 法夏（研，二钱） 白芷（二钱） 乌梅肉（五个），加姜枣煎。

◉白虎汤

石膏（生，研，三钱） 知母（二钱） 甘草（一钱）

◉独梅汤

大乌梅（十个，囫囵），浓煎，白糖（一两）冲服。

【校注】

① 阴阳相戾（lì 利）：谓阴阳不协调、不平衡。戾，乖张，暴戾。

② 寒热相激：寒热错杂，相互激发而生病。

③ 勿讶：不必惊讶，不要害怕。讶，惊奇，奇怪。

④ 大兵大祲之岁：指战乱和瘟疫流行的年代。祲，阴阳相戾之气。

⑤ 隔宿：隔夜。宿，夜晚。

⑥ 不沸：指水没有煮沸，没有烧开。

⑦ 震齿之泉：指冰冷的泉水。震齿，形容水之寒冷。

⑧ 俾：使。

⑨ 适足误事：正好误事。

噎膈

噎膈，虚证也。肝脾两虚之证也。其证始于嘈杂吞酸，重则为反胃，再重则为噎膈。其致病之由[①]，率由家庭多故[②]，忧愤在胸，隐忍而不可以告人。于是食不甘味，勉强充腹，停积不化，而嘈杂吞酸之证成矣。夫饮食停积于胃，尚属实证。消导之剂，犹可暂用。然饮食之停，实由脾胃之弱。治此证者，略施消导，即当另寻道路，万不可因消积而伤脾也。至于反胃，则全系虚证矣。可朝食暮吐、暮食朝吐者，有迟之既久、迟之又久而后吐者。朱丹溪以为热，张景岳以为寒，皆瞽说[③]。朱丹溪之芩连，张景岳之桂附，皆鸩[④]毒也。反胃加重，则为噎膈。反胃者，食犹能入，入而复出。噎膈者，隔塞不通，食并不能入矣。刘河间治膈气噎食，用三承气汤，其手不更棘乎！张景岳用四君子汤、五君子煎，亏在阴而补阳，较之头痛治头，脚痛治脚者，其计不更左乎[5]？凡病此者，消剂、补剂、寒剂、热剂，莫不用之俱遍。时医之计穷，方书之说穷，即病者之望亦穷，不肯服药矣。知梅学究有独梅汤在，请病者勿以药，而以为茶。即以卢仝[6]饮茶之法服之。"一碗喉吻润；两碗破孤闷；三碗搜枯肠，惟有文字五千卷；四碗发轻汗，平生不平事，尽向毛孔散；五碗肌骨清；六碗通仙灵；七碗吃不得也，惟觉两腋习习清风生"。杜甫之子璋髑髅，可以愈疟，卢仝之新茶诗，独不可以愈噎乎[7]？或曰：乌梅并非治噎药品。予曰：卢仝新茶诗，果为治噎药方乎？然喉吻润，破孤闷，搜枯肠，不平散，引来与噎证恰合，即以为治噎药方可也。乌梅能敛肝，且能补肝，用来与噎证恰合，即以为治噎药品可也。此中盖有道焉。噎膈者何？脾胃弱也。脾胃何以弱？肝木克之也。肝木何以克脾？血少肝燥也。脾胃为水谷之海，生津液以滋润脏腑，惟脾胃是赖。肝木为五脏之贼，燥则不安其常而克脾。肝木肆克，脾胃受困，不能运化水谷，是以嘈杂吞酸。脾胃困极，水谷直不能容，是以反胃噎膈。其责任在脾，其咎实在肝[8]。然肝不任咎也，阴血不足故也。此证惟衰年者病之，少壮则否；惟瘦弱者病之，丰硕则否[9]。其咽喉干枯者，津液不能上升也，阴亏也。其大便干燥者，津液不能下降也，阴亏也。津液之枯槁若此，肝血之燥，可想而知矣。此证因气而得。患此证者，偏好动气。虽不值一哂[10]之事，一有拂逆即勃勃不可遏[11]，直欲以身命殉之[12]。此非肝气之有余，正肝血之不足也。非人之多触忤[13]，亦非己之没涵养。血少肝燥则怒生，即病者亦不能自主耳。病者请自思之。然乎否乎[14]？欲治怒者之噎，须治噎者之怒。独梅汤能敛肝，即能治怒者也。服独梅汤数剂之后，怒不与噎俱减，则是药不对证，独梅汤可以不服。若噎减而怒亦减，则是肝木之鸱张，业已渐就范围矣[15]。于独梅汤中加四物汤去川芎，以养阴血，生津液，服之旬余，咽喉之干枯者润矣，大便之干燥者溏矣。有热则用生四物，无热则用熟四物[16]。或生熟并用[17]，或加麦冬、甘草皆可。此证最忌平肝，最忌柴胡。盖肝不可平，逍遥散之所以用柴胡者，肝木宜疏散之说误之也。肝如人中之小人，予以温饱，严加约束，则不为脾土之害，而噎膈愈矣。胂蛊证亦如此。试为进而言之。

◉独梅汤

大乌梅（去骨，五个），用净肉微煎，勿久熬。引用白糖（一两）冲服。

◉乌梅四物汤

乌梅（囫囵，五个）　归身（炒，五钱）　白芍（醋炒，三钱）　生地（三钱）　熟地（三钱）

【校注】

① 致病之由：造成疾病的原因。由，原由，原因。

② 率由家庭多故：大都由于家庭是非多，不和睦。率，大概。

③ 瞽（gǔ 鼓）说：瞎说，胡说。瞽，瞎，目盲。

④ 鸩（zhèn 镇）：传说中的一种毒鸟，羽毛放在酒里可以毒杀人。此处指毒药。

⑤ 不更左乎：不是更错了吗？左，差错。《元曲选》中杨显之的《潇湘雨》："这厮敢听左了。"

⑥ 卢仝：唐代范阳（今河北涿州）人。隐少室山，自号玉川子，尝为《月蚀诗》，讥元和逆党，讽刺腐败朝政，韩愈称其工。好饮茶，曾作《走笔谢孟谏议寄新茶》诗，句多奇警。此处引用的即该诗中的一段。后于甘露之变时，因留宿宰相王涯家，与王同时遇害。

⑦ "杜甫"四句：既然杜甫的"子璋髑髅"的诗句能够治愈疟疾，那么卢仝的新

茶诗就不能够治疗噎膈吗？ 子璋髑髅，见于杜甫《戏作花卿歌》诗。 诗中有“子璋髑髅血模糊，手提掷还崔大夫”的诗句。 自谓诵此二句疟疾可愈。《杜诗集注》：“少陵时有病疟者，少陵谓之曰：‘吾诗可疗之。’病者曰：‘云何？’少陵谓之曰：‘夜阑更执烛，相对如梦寐。’其人诵之，疟犹是也。 少陵曰：‘更诵吾诗云：子璋髑髅血模糊，手提掷还崔大夫。’其人诵之，果愈。 然则可以感鬼神，信不妄矣。”子璋，即段子璋。 据《旧唐书·肃宗纪》载：“上元二年四月，梓州刺史段子璋反，成都尹崔远率将花惊定斩子璋。”《高适传》载：“西川牙将花惊定恃勇，既诛子璋，大掠东蜀。”《山谷诗话》载：“花卿（花惊定）冢在丹棱县之东馆镇，至今有英气，血食其乡，故子美为之作歌也。”在这首诗中，杜甫公正地评介了花惊定的功过。髑髅，原指死人的头骨，亦即骷髅。 此处指头颅。 崔大夫，即崔光远。

⑧ “是以反胃”三句：所以出现反胃噎膈之证，虽然责之于脾，其实应归罪于肝。 咎，错。

⑨ “此证”四句：这种病老年人易得，年轻人则不易得；瘦弱者易得，体壮者则不易得。

⑩ 不值一哂（shěn 审）：形容事情很小，不值得一笑。 哂，微笑。

⑪ “一有”句：稍不顺心，就怒不可遏。

⑫ “直欲”句：直想拼命。

⑬ 触忤：冒犯。

⑭ 然乎否乎：（这种说法）是对呢，还是错呢？

⑮ “若噎减”三句：假若噎膈症状减轻，而易怒之症也随之减轻，那么就是横逆的肝木，渐渐地得到平息了。 鸱（chī 吃）张，嚣张，凶暴，象鸱鸟张开翅膀一样。 渐就范围，慢慢地进入圈套。 喻药已中病。

⑯ “有热”两句：有热就用生四物汤，无热就用熟四物汤。 四物汤中，用生地者为生四物汤；用熟地者，为熟四物汤。

⑰ 生熟并用：指四物汤中，既用生地黄，也用熟地黄，生地黄和熟地黄两味药同时都用。

肿蛊

肿蛊者，脾虚证也。表实里虚之证也。肝木克脾之所致也。《灵枢》中有鼓胀名目，张景岳以为单腹胀者为鼓胀。以外虽坚满，而中空无物，其象如鼓，故名鼓胀。学究按《左氏传》[1]有云：疾如蛊。如蛊者，非真蛊也，特如之耳。皿虫为蛊。肿蛊病证，表实里虚，如皿之蚀于虫，与虫之义恰合。世俗于此病证，谓之肿蛊，亦与蛊之义恰合。俗言尚不谬也。此证方书之论甚多，张景岳以为惟在气水二字，其说较为切当。至谓病在气分者，当以治气为主，论治凡八条；病在水分者，当以治水为主，论治凡七条，皆误也。所列治气诸方，廓清饮、神香散、百顺丸、排气饮、四磨散、温胃饮、理中汤、八味丸、归脾汤、金匮肾气丸，及所列治水诸方，亦一误而无不误者也。惟谓水证，按之窅而不起[2]。凡遂按遂起者为气，此说与水证篇相反，与学究意相同。然证为水而不可以治水，证为气而不可以补气，更不可以破气。则辨其是水是气，仍无用之废谈[3]耳。其余方书，更出景岳下者，尤为废谈，不足辩也。学究以为肿蛊者，脾虚证也。然不可以健脾，健脾则发撑[4]，肝木克脾之证也。然不可以平肝，平肝则肝愈怒，克脾愈甚，而肿亦甚。治此证者，其惟用独梅汤以敛肝乎。此证虽不必尽因忧愤而成，而成于忧愤者，亦不啻[5]十之五六。他如大病高年[6]，亦常有病此者。要之皆阴虚血亏，肝燥克脾之所致也。脾土最能消水，饮水入胃经，其运化为津液，为汗为溺。真有不言而喻者，但为肝木所克，则困惫而不能运化矣。水停于胃，积而不行，浸淫汎滥[7]，或散于四肢，或涨于胸腹，不过以部位之强弱为先后耳。水之所至，气亦至焉。水肿者不能无气，气肿者不能无水。苦苦分其是气是水，谓自下而下者为水，自下而上者为气。由外而中者为水，由中而外者为气。以及心胀、肺胀、肝胀、肾胀，六腑各有胀，皆术士假托轩岐[8]，饰智惊愚[9]之伎俩。论似精而实凿[10]，与用药疗病，一毫无当[11]者也。术士有针刺之法，周身针十余孔，孔孔泉出，如瀑布然。半日而肿消，月余必复作，尚可再针。针至数次，则孔不合，水常出而病去矣。术士有利水之剂，鬻药不鬻方[12]，服其药小便骤通，连解数十次而肿消。肿消后忌食油盐，兼忌油气，不敢近灯，复肿则不治。然未有不复肿者。张景岳谓消伐而愈，愈由勉强，愈为假愈，其说诚是[13]。盖肿虽愈，而所以肿者未愈[14]。肝水依然克脾，脾土仍不消水也。用独梅汤以敛肝，敛肝以舒脾，舒脾以消水。其功用则不然，盖消水与利水异，利水者，溶川散、禹功散、十枣汤，病在脾而治膀胱，失之远矣[15]。消水者除脾之害，听脾之自消也。舒脾与补脾异，补脾者，党参、白术、扁豆、山药。脾方困而更实之，谬之极矣。舒脾者，予以休息，便其自舒也。敛肝与平肝异，平肝者，柴胡、青皮、香附、郁金。肝方虚而更损之，愚之极矣。敛肝者，肝喜酸，予以酸，酸能敛，肝得酸而自敛也。肝与脾安其常，故脾与水行所无事，此正景岳所谓愈出自然者也。但景岳所称屡用屡效者，为薛立斋[16]加减肾气汤，取其峻补命门，以培元气。学究以为桂、附、参、苓、车前，均非肿蛊应用之药，熟地治湿更不相宜。此等虚证，自学究视之，真时文中之虚缩题，无从著笔者也。向用独梅汤以敛肝、应手辄效。因谓其必能治蛊，凡遇医士不治之蛊证，皆以独梅汤予之。初服而癃闭开，再服而溏泻止，旬余而肿全消矣。此学究所屡用屡效者也。乌梅之功用如此，故不惮逢人说项[17]也。或问：内伤外感皆能肿，虫亦能蛊，独非实证乎？曰：内伤之肿，必不止于肿，自有内伤之证在。治此证者，但治内伤，不必治肿。外感之肿，亦不止于肿，自有外感之证在。治此证者，但治外感，亦不必治肿。虫蛊之蛊，蛊而不肿，然而非肿蛊也。问：肿蛊之肿，与内伤外感之肿，何以辨？曰：肿蛊之肿，其来也渐，其病也久，沉疴[18]也，痼疾[19]也。非时来暂去之暴证也。问：肿蛊之蛊，与虫蛊之蛊，何以辨？曰：虫蛊能食，且嗜甘美，虫为政也。知其为虫蛊，则知其非肿蛊矣。知虫蛊之非肿蛊，则知肿蛊矣。问：独梅汤能治肿蛊，可以一言而尽，何必如此絮聒[20]？曰：聊为格物穷理之一助云尔[21]。肿蛊愈后，忌食猪头肉、牛马肉，不忌油盐。

◉一梅汤

大乌梅（去骨，用净肉，五个）

微煎勿久熬。引用白糖（一两）冲服。

【校注】

① 《左氏传》：即《左传》，亦称《春秋左氏传》或《左氏春秋》。旧传为春秋时左丘明所撰，清代文学家认为系刘歆改编。近人认为是战国初年人据各国史料编成。此书为儒家经典之一。

② 按之窅（yǎo 咬）而不起：按之凹陷而不起。此言水肿症状。窅，深。引申为凹陷。韩愈《剥啄行》："窅窅深堑，其墉甚完"。

③ 废谈：废话。

④ 发撑：撑胀，腹胀满。

⑤ 不啻（chì 斥）：不只，不止。

⑥ 大病高年：指年老久病之人。

⑦ 汎滥：即泛滥。汎，"泛"的异体字。

⑧ 轩岐：黄帝和岐伯。后人常用作《黄帝内经》的代指。

⑨ 饰智惊愚：指借用有权威的东西骗人。

⑩ 论似精而实凿：这种理论，看起来似乎很精确，但实际上却是牵强附会的。凿，穿凿附会。

⑪ 一毫无当：一点用处也没有。

⑫ 鬻（yù 玉）药不鬻方：卖药不卖方。

⑬ 其说诚是：这种说法很对。

⑭ “盖肿”二句：肿虽然消退了，可是造成水肿的病因仍未除。所以肿者，指引起水肿的原因。

⑮ 失之远矣：大错特错。

⑯ 薛立斋：即薛己（约1488—1558），明代医学家。字新甫，号立斋。江苏吴县（今江苏苏州）人。出身世医，父亲薛铠是当时名医，任职太医院。他继承医业，精研医术，闻名于当时。先后任御医及太医院使，通内、外、妇、儿、眼、齿、本草等科，尤精于疡科。著有《内科摘要》《校注外科精要》《校注妇人良方》《校注钱氏小儿药证直诀》《口齿类要》《本草约言》等十余种。后人将他的医案整理成《薛氏医案》，其中包括他的家传经验。

⑰ 不惮逢人说项：敢于逢人就讲它（乌梅）的好处。不惮，不怕，敢于。说项，指替人说好话。唐代项斯为杨敬之所器重，敬之赠诗有“平生不解藏人善，到处逢人说项斯”之句。

⑱ 沉疴：重病。

⑲ 痼疾：经久而不易治的病。

⑳ 絮聒（guō 郭）：絮叨，说话啰嗦。

㉑ “聊为”句：姑且为推究事物的原理而起一定的帮助作用。聊，略，姑且。格物穷理，彻底弄清事物的原理。《礼记·大学》：“致知在格物，物格而后知至。”云尔，语气词。

消　渴

消渴，热证也，虚证也，阴虚内热之证也。方书有三消之说。谓大渴引饮为上消，多食善饥为中消，小便淋浊，如脂如膏为下消。上消病在肺，中消病在脾，下消病在肾。治上消者，用人参白虎汤、玉女煎、加减一阴煎；治中消者，用调胃承气汤、三黄丸、三补丸、玉泉散、抽薪饮；治下消者，用知柏地黄丸、大补阴丸，其无火而兼消者，用秘元煎、固阴煎、苓术菟丝丸。学究以为消渴之证多有，消饥之证罕见。至于小便淋浊，即系专证，自当另立专条以治之。此篇专论消渴可也。夫消渴之渴，渴由于热。盖非热不渴，非热亦不消也。热有实热，瘟证之大渴引饮是矣。然其证但可谓之渴，不可谓之消渴。但当治其瘟，亦不必专治其渴。盖其证渴为标，热为本；热为标，实为本。攻其实而热自除，渴自止也。若夫消渴，则渴为标，热为本；热为标，虚为本者也。阴虚于下，火炎于上，急于得水以自救，是以渴。外来之水，不能胜内生之火，是以用白虎汤以治此证，虽能暂救燃眉，然虚者仍虚，热者仍热，则渴者仍渴。王太仆[①]谓寒之不寒，盖惟其寒之，故不寒也。又谓壮水之主，以镇阳光。盖滋之补之，能使虚者不虚，则热者自不热也。不虚不热，而渴止矣。治宜乌梅四物汤，加天花粉，补阴生血，壮水滋肾而兼止渴。渴止则去天花粉，专服四物。服四物者，治其本也。用天花粉者，治其标也。治标之品，不过暂用。治本之剂，必须常服。连服四物十余剂，不惟消渴不作，凡有热证悉愈矣。王太仆谓寒之不寒，责以无水；壮水之主，以镇阳光，本此说以治虚热，甚为允当[②]。奈[③]立论而不立方，知梅学究请以乌梅四物汤补之。乌梅四物汤诚滋阴之主剂，亦可谓治消渴之主剂也。

◉人参白虎汤

党参（二钱）　石膏（五钱）　知母（三钱）　甘草（一钱），加粳米为引。

◉玉女煎

生石膏（三钱）　熟地（五钱）　麦冬（二钱）　知母（一钱五分）　怀牛膝（一钱五分）

◉加减一阴煎

生地（三钱）　白芍（二钱）　麦冬（二钱）　熟地（五钱）　炙甘草（一钱）　知母（一钱）　地骨皮（一钱）

◉调胃承气汤

大黄（三钱）　芒硝（一钱）　甘草（三钱）

◉三补丸

黄连　黄芩　黄柏

水丸，淡盐汤下，此方不可用。

◉三黄丸

黄连　黄芩　大黄

各等分，炼蜜为丸，每服三钱，淡盐汤下。

◉玉泉散

石膏（六钱）　甘草（一钱）

共为末，每服二钱，党参汤送下。

◉抽薪饮

黄芩（一钱）　石斛（一钱）　木通（一钱）　栀子（炒，一钱）　细甘草（三分）　黄柏（一钱）　枳壳（钱半）　泽泻（钱半）

◉知柏地黄丸

知母（一两） 黄柏（一两） 山药（一钱） 丹皮（一钱） 熟地黄（一两） 泽泻（一钱） 茯苓（一钱） 山萸肉（一钱）

熟地为膏入，炼蜜为丸。

◉大补阴丸

黄柏（炒） 知母（酒炒） 龟板（酥炙）各一钱 熟地黄（九蒸，一两）

上为末，用猪脊髓蒸熟，和炼蜜同捣为丸，每服二钱，空心服，姜盐酒送下。

◉秘元煎

远志（炒，八分） 山药（炒，二钱） 芡实（炒，二钱） 枣仁（炒，研，二钱） 白术（炒） 茯苓（各钱半） 炙甘草（一钱） 五味子（十四粒） 党参（二钱） 金樱子（去核，二钱），水煎服。

◉固阴煎

党参（三钱） 熟地（五钱） 山药（炒，二钱） 山萸肉（一钱） 远志（炒，七分） 炙草（二钱） 五味子（十粒） 菟丝子（炒，二钱）

◉苓术菟丝丸

白茯苓（四两） 白术（米泔炒，四两） 莲肉（去心，四两） 五味子（酒蒸，三两） 山药（二两） 菟丝子（十两） 杜仲（酒炒，三两） 炙草（五钱） 山药为末，酒糊为丸。

◉乌梅四物汤

大乌梅（五个）　当归身（炒，五钱）　生白芍（三钱）　大熟地（三钱）　天花粉（三钱）　大生地（五钱）

水煎服。中消去花粉，加甘草（五钱）；下消去甘草，加麦冬（五钱）。

【校注】

① 王太仆：即王冰。唐代医学家。自号启玄子。曾官太仆令，故人称之为王太仆。著有《注黄帝素问》二十四卷。

② 允当：适当，恰当。

③ 奈：无奈，可惜。

咳　嗽

咳嗽有实证，外感风寒、内伤饮食是也。外感咳嗽，必兼表证，如头痛发热，鼻塞声重之类。其致病之由，可以一问而知。果系外感风寒，其脉必浮而有力。治宜散寒而兼止嗽。苏子降气汤去肉桂，加桑皮、杏仁、白芥子，最为相宜。内伤咳嗽，必兼里证，如胸胁胀满、吞酸嗳腐之类。其致病之由，亦可以一问而知。果系内伤饮食，其脉必沉而有力。治宜消食而兼止嗽。六安煎合小承气汤最为相宜。此等咳嗽，均系实证。避寒减谷，可以不药而愈①。若用药，亦不过一二剂，即全愈矣。咳嗽有虚证，老年气衰，妇人血亏是也。老年气衰之人，咳嗽者居多。每遇秋凉，咳嗽即作。痰涎壅盛，或兼喘促，然无他证，其脉必不浮。切不可妄用散药。此证由于肾虚，肾虚则不纳气，而气上逆，是以喘促。痰随气升，是以痰涎壅盛，其标在肺，其本在肾。惟金水六君子汤加乌梅最为相宜。党参，肺经药也。熟地、当归，肾经药也。咳嗽则气散，须加乌梅以敛之。四味宜重用。至于陈皮、法夏，不过借以疏通道路，五分足矣。妇人血亏，多患干咳，夜间尤甚。若再加重，则为骨蒸痨热[②]。倘误认以为外感，施以散药，则失之远矣。凡病此者，咳嗽为标，阴虚为本。其脉必不浮，且无力。此证不必治嗽，但滋阴而嗽自愈。四物汤去川芎加乌梅，最为相宜。须大其剂，有热则加麦冬，有寒则加生姜可也。此等咳嗽，均系虚证。不早施治，则血因痰而耗，气因嗽而损。气血两虚，则变证丛生矣。然使误为实证，妄用化痰降气药品，如胆星、沉香之类，必至嗽不止而喘更甚，其害有不可胜言者。司命者[③]辨别虚实，诚为至要也[④]。又有外感咳嗽，而兼气虚者，嗽即遗溺，无论老幼男妇皆有之。其脉必浮而无力，治宜补中益气汤，加桑皮、杏仁、川贝，生姜为引。盖补中益气汤有补、有升、有散，加以治痰药品，于嗽证甚相合也。又有内伤咳嗽，似虚而实者，老年宿食多有之。所吐之痰，稠而且多。吐出胸膈略快，实证也。有余之证也。胃有停滞，饮食入而不化，皆变为痰也。予常患此，本宜以六安承气汤下之，然服礞石滚痰丸一二钱，溏泻一二次，则胸膈宽舒，痰嗽立止。宿食既去，新进饮食，亦能消化矣。以二陈汤送服尤妙。此必痰涎稠黏，胸膈胀满，脾脉沉取有力。查系实证，乃可用耳。又如小儿偶感风寒，亦有患咳嗽者，加味二母汤甚效。又有肺热为风寒所束，咽痛干嗽者，萝卜茶甚效。痰嗽病证，患者甚多，表里、虚实、寒热，兼而有之。望闻问切之法，缺一不可，要之见痰休治痰，治其所以痰而嗽自止[⑤]，斯[⑥]为善于治痰耳。

◉苏子降气汤

苏子（炒，研，三钱） 法夏（研，三钱） 前胡（二钱） 归身（炒，五钱） 陈皮（二钱） 川朴（捣，二钱） 桑皮（炙，二钱） 杏仁泥（二钱） 白芥子（炒，研，二钱） 甘草（一钱） 生姜（三片）为引。

◉六安煎合小承气汤

陈皮（二钱） 法夏（研，二钱） 茯苓（二钱） 杏仁泥（二钱） 川朴（捣，二钱） 枳实（炒，三钱） 白芥子（炒，研，二钱） 川大黄（酒浸，三钱） 甘草（一钱） 生姜（三片）为引。

◉金水六君子汤

党参（五钱） 归身（炒，五钱） 熟地（五钱） 陈皮（五分） 法夏（五分） 茯苓（一钱） 炙草（一钱） 大乌梅（五个） 生姜（三片）为引。

◉乌梅四物汤

大乌梅（囫囵，五个） 当归身（炒，七钱） 熟地（五钱） 白芍（醋炒，三钱）

合十剂为一料，煎熬成膏，朝夕冲服，红糖为引。

◉补中益气汤

党参（五钱） 白术（三钱） 黄芪（蜜炙，三钱） 陈皮（一钱） 归身（炒，三钱） 升麻（蜜炙，五分） 柴胡（一钱） 桑皮（蜜炙，二钱） 川贝（去心，研，二钱） 杏仁泥（二钱） 炙草（一钱） 生姜（三片）为引。

◉礞石滚痰丸

礞石　大黄　黄芩　沉香

每服一钱，二陈汤送下。

◉二陈汤

陈皮（一钱）　法夏（一钱）　茯苓（一钱）　甘草（一钱）

生姜（三片）同煎。

◉萝卜茶

辣萝卜（四两）切细丝盛碗内，放壶口上熏热，白糖（一两）为引，滚水冲服。

◉二母汤

知母（二钱）　川贝母（去心，研，二钱）　苏子（炒，研，二钱）　白芥子（炒，研，二钱）　杏仁泥（二钱）

水煎服，冰糖为引。

【校注】

① 不药而愈：不治而愈，不服药而自愈。药，治疗；作动词用。

② 骨蒸痨热：骨蒸，形容其发热自骨髓透发而出。症见潮热，盗汗，喘息无力，心烦少寐，手足心热，小便黄赤。因系阴虚内热所致，属劳瘵之类，故又称骨蒸痨热。治宜养阴清热，常用秦艽鳖甲散、清骨散等方。

③ 司命者：司掌性命的人。此指医生。

④ 诚为至要也：实在是太重要了。

⑤ “要之”二句：重要的是不要见痰就去治痰，而要治其生痰之源。这样咳嗽

就会自然而愈。也就是治病必须治本之意。治其所以痰，是指治其生痰之源，也是根除产生痰的原因。

⑥ 斯：这，此；作代词。

痰饮

痰饮，虚证也，寒证也。视咳嗽吐痰之有虚有实，有热有寒者不同，故须于咳嗽之外，另立专条，庶几①临证立方，不至混于所施也。其证胸腹膨满，渥渥②有声，呕吐清痰，与鸡子清相似。凡痰皆出于肺，痰饮亦然，然肺乃痰饮所出之途，非痰饮所生之地也。痰饮之生，生于胃者也。饮食入胃，脾胃健壮者，销之磨磨，运之化之，遂变而为气为血，以滋润五脏六腑，灌溉五官百骸。故曰：脾胃者，水谷之海也。脾胃虚弱者，得水谷而不能运化，停积胃中，由酸而腐，渐次蒸变，蒸变而稠浊者为痰，蒸变而清稀者为饮。水谷变而为痰饮，则气血不日增而日减，脏腑官骸，势必愈虚愈弱矣。是宜健脾。然专用健脾药，亦往往不效。脾属土，须得肾火以生之。肾火者，脾土之元神也。是宜暖胃。然而犹有进。脾属土，最畏肝火以克之。肝木者，脾土之忌神也。治痰饮者，健脾、暖胃、敛肝，盖缺一不可矣。宜六君子汤，重加乌梅，送四神丸。六君子汤，健脾者也。四神丸，暖胃者也。乌梅，敛肝者也。此筹思再四，曾施而已效者也。何不用附子理中汤？曰：痰饮乃微寒，附子燥热，不如四神丸之温和也。何不用金水六君子煎？曰：痰饮乃湿证，熟地、当归皆润药，用润药以治湿证，如以水济水，适以增其泛滥也。肝木克脾，何不用柴胡以平肝？曰：肝无实证，肝之克脾，非肝之有余，乃肝之不足，宜补不宜平，宜敛不宜散。

柴胡者构衅激变[3]之凶人，而乌梅者，排难解纷[4]之佳士也。方书治痰饮，多系地黄丸，否则肾气丸。用地黄以补肾，独不虑地黄之且湿乎？用车泽以利水，水在膀胱者可利，水在脾胃者可利乎？既用熟地以生水，又用车泽[5]以利水，人赞其一补一泻，予惜其一前一却[6]，诸用皆不效。不但[7]为痰饮之标禁药也。

◉六君子汤

党参（五钱） 白术（三钱） 茯苓（二钱） 陈皮（一钱） 法夏（一钱） 炙草（一钱） 乌梅（五个）

姜（三片），枣（二枚）为引。

◉四神丸

吴茱萸（一两） 肉豆蔻（二两） 补骨脂（四两） 五味子（二两）

共为细末，用大枣百枚、姜八两，煮熟取肉，捣丸桐子大，每服一钱五分。

【校注】

① 庶几：大概，或许。

② 渥渥（wò 握）：湿盛。

③ 构衅激变：挑拨离间，惹事生非。此谓柴胡药性不平和，用之须当心。

④ 排难解纷：排除困难，解除纠纷。此谓乌梅药性平和，使用起来，不仅安全，而且效果良好。

⑤ 车泽：指车前子和泽泻二味中药。

⑥ 一前一却：一进一退。此处是讲，熟地补水，车前子和泽泻利水，将它们合用，既补水又利水，等于进进退退，止步不前。形容用药不当，没有疗效。

⑦ 不但：不仅，不只。

喘促

喘促病证，方书以为有实有虚。实喘者有邪，邪气实也。虚喘者无邪，正气虚也。实喘者气长而有余，虚喘者气短而不续。实喘者其责在肺，为寒为热，为气为痰。因寒而喘者，治宜六安煎加苏子，因热而喘者，治宜桑白皮汤，或抽薪饮；因气而喘者，察系实痰，治宜二陈汤、导痰汤、滚痰丸；察系虚痰，治宜六君子煎、金水六君子煎。以上诸方，皆治实喘者也。虚喘者，其责在肾。但察其外无风邪，内无实热而喘者，即系虚喘之证。悉宜以贞元饮主之。此外如大营煎、小营煎、大补元煎，俱可择用。若兼寒者，以右归饮、右归丸主之。若脾肺气虚，上焦微热微渴者，宜生脉散主之。但气虚而无热者，惟独参汤为宜。以上诸方，皆治虚喘者也。此《景岳全书》中，治喘促之大法，皆可取则[①]者也。学究以为实喘病证，寒热气痰之外，时疫中亦间有之。《广温疫论》[②]所谓夹喘哮者是也。此证不必治喘，但治疫而喘自止。若于治疫药中，加川贝、蒌仁、淡豉、桑皮，疫喘并治，法更精密。此亦实喘之一证也。然实喘者少，虚喘者多，实喘诸方，临证加减，亦易于取效。最难治者，惟虚喘耳。如衰老之人，怯弱之人，大病之后，大劳之后，妇人经期之后，产育之后，每有患此证者。此证原系气血两虚，然其间不无轻重之殊[③]。气虚之甚者，治宜独参汤合独梅汤。独参汤补气补阳，功力甚大。但恐其升提太甚，阴气将竭者，用之尚有可虞；若与独梅汤并用，升提之中，加以收敛，当阴阳将脱之候，得阴阳交济之功，真能转危为安，于喘促病证，尤为相宜也。血虚之甚者，治宜贞元饮合独梅汤。贞元饮滋阴生血，功力亦甚大。但恐其泛滥无归，且恐病喘者之虚不受补耳。乌梅酸敛，予谓其敛肝，本草谓其敛肺，观其能消疮口胬肉，知乌梅固以敛为宗者也。喘则气散，用乌梅以敛之，正合《内经》散者收之之义。贞元饮中加以乌梅，无虑虚不受补，而纯阴之剂，亦得所主宰矣。若欲阴阳双补，自可三方合用。然喘促病证，阳虚者少，阴虚者多。肾水亏极，虚火上炎，灼及肺金，是以喘促。壮水之主，以镇阳光。贞元饮允[④]为喘证主剂。此证最为危候。医者病者，皆宜慎之。

◉苏子六安煎

陈皮（二钱） 法夏（研，二钱） 茯苓（二钱） 苏子（炒，研，二钱） 杏仁泥（二钱） 甘草（一钱） 白芥子（炒，研，二钱）

姜（三片）为引。

◉桑白皮汤

炙桑皮 法夏（研） 苏子（炒，研） 黄芩（生） 杏仁泥 山栀子（炒） 川贝母（去心） 黄连（捣）各一钱

姜（三片）为引。

◉廓清饮

枳壳 川朴 大腹皮 白芥子 茯苓 泽泻 陈皮 莱菔子

分量酌用，水煎。

◉莱菔子汤

莱菔子（炒，研，五钱）

◉导痰汤

法夏（研，二钱） 陈皮（二钱） 茯苓（二钱） 炙草（一钱） 胆南星（一钱） 枳壳（炒，二钱）

姜（三片）为引。

◉金水六君子煎

党参（三钱） 归身（炒，三钱） 熟地（三钱） 陈皮（二钱） 法夏（研，二钱） 茯苓（二钱） 炙草（一钱）

姜（三片），枣（二枚）为引。

◉贞元饮

大熟地（一两） 当归身（炒，七钱） 炙甘草（三钱）

姜（三片）为引。

◉大营煎

当归身（炒，五钱） 炙甘草（二钱） 大熟地（七钱） 怀牛膝（一钱） 枸杞子（二钱） 肉桂（一钱） 杜仲（炒，二钱）

◉小营煎

当归身（炒，五钱） 熟地（七钱） 白芍（醋炒，三钱） 枸杞（二钱） 山药（三钱） 炙甘草（一钱）

◉大补元煎

当归身（炒，五钱） 党参（五钱） 熟地（五钱） 怀山药（炒，二钱） 杜仲（炒，二钱） 山萸肉（一钱） 枸杞（二钱） 炙甘草（一钱）

◉右归饮

熟地（五钱） 山药（炒，二钱） 枸杞（二钱） 杜仲（姜炒，二钱） 肉桂（一钱） 制附子（一钱） 山萸肉（一钱） 炙甘草（二钱）

◉右归丸

鹿角胶（炒珠，四两） 大熟地（八两） 山萸肉（炒，三两） 当归身（炒，三两） 菟丝子（制，四两） 制附子（二两） 山药（四两） 枸杞（炒，四两） 杜仲（姜炒，四两） 肉桂（二两）

先将熟地蒸烂杵膏，加炼蜜为丸，滚白汤下，每服三钱。

◉生脉散

麦冬（去心，二钱） 党参（五钱） 五味子（一钱）

◉四七汤

半夏（制，一钱半） 茯苓（一钱二分） 苏叶（六分） 厚朴（九分） 姜（七片）、枣（二枚）为引。

◉独参汤

党参（二两）

◉独参汤合独梅汤

党参（一两） 大乌梅（五个）

◉贞元饮合独梅汤

大熟地（一两） 炙甘草（三钱） 当归身（炒，七钱）

大乌梅（囫囵，五个）

姜（三片）为引。

◉贞元饮合参梅汤

大熟地（一两）　炙甘草（三钱）　当归身（炒，七钱）　大乌梅（囫囵，五个）

【校注】

① 取则：取为法则，作为准绳。

② 《广瘟疫论》：医书名。清人戴天章撰。四卷，附方一卷。戴氏取《瘟疫论》予以增补、删改，辨明瘟疫与伤寒之不同，特别是早期证侯的鉴别。

③ 不无轻重之殊：不是没有轻重的差别。殊，悬殊、差别。

④ 允：确定，的确。

呃逆

呃逆有实有虚。实者，寒与热、与痰、与疫是也。寒证呃逆，或因风寒之外感，或因生冷之内伤。寒凝气阻，皆能致呃。治宜橘皮汤、甘草干姜汤或理中汤加丁香，去其蔽抑之寒[1]，而呃自止。热证呃逆，因胸膈有滞，脾胃有火，上冲而呃逆。治宜安胃饮，降其火而呃自止。痰证呃逆，因痰结于胸，丹田之气，不能上升而然。治宜加味二陈汤，消其痰而呃自止。说见《辨证奇闻》[2]。疫证呃逆，因应下失下，邪热与燥粪结滞下焦而然。治宜承气汤。瘟疫传里后，凡见呃逆，即当下之，下之不止，按其脐腹有硬痛拒按处，仍当下之。有下至十数次方止者，说见《广瘟疫论》。以上方诸证，皆呃逆中之实证也。更有似实而实虚者，如气滞之呃，因郁而成；气逆之呃，因怒而成。此非气之有余，乃气之不足也。误用破气、降气、排气、行气之药，势必增剧。惟六君子汤加柿蒂、乌梅。最为相宜。其他偶然之呃，气顺则止，本不必治。至若[3]大病未痊，忽患呃逆，此乃大虚之为候。景岳以为最危之证，惟大补元煎及右归饮，庶几可救。《医学心悟》[4]亦云：大病中忽见呃逆，是为土败木贼[5]，是为胃绝。其证多难治。然以独参汤合独梅汤，大剂予之，犹可挽回也。

◉橘皮汤

橘皮（五钱） 生姜（五片）

◉甘草干姜汤

炙甘草（一两） 干姜（炮，二钱）

◉理中汤

党参（三钱） 白术（炒，二钱） 干姜（炒，一钱） 丁香（五分） 炙甘草（二钱）

◉安胃饮

陈皮（二钱） 山楂（炒，三钱） 麦芽（三钱） 木通（一钱） 泽泻（一钱） 黄芩（生，二钱） 石斛（二钱）

◉加味二陈汤

陈皮（二钱） 法夏（研，二钱） 茯苓（二钱） 党参（二钱） 炙草（二钱） 川朴（捣，二钱）

【校注】

① 蔽抑之寒：寒邪凝滞，容易蒙蔽清阳，抑制阳气的升发，阻遏气血的流畅。

② 《辨证奇闻》：医书名。原名《辨证录》，为清代陈士铎述（托名岐伯、张仲景所传）。全书十四卷（附《脉诀阐微》一卷），为综合性医书。包括内、外、妇、儿等各科疾病证治，分伤寒、中寒、中风等126门，700余证，每证详列病状、病因、立法、处方及方剂配伍，说理明白易懂，析证简要中肯，用药灵活切病，颇多经验之谈，有较高的临床价值。该书后世刻本颇多，有些书商将其改为《辨证冰鉴》。清代钱松将其删定为十卷本，改名为《辨证奇闻》。

③ 至若：至于。连词。

④ 《医学心悟》：医书名。清代程国彭撰于1732年。全书共5卷。卷一总述四诊八纲及汗、吐、下、和、温、清、补、消八法的理论、法则及其在临床上的应用。卷二阐述《伤寒论》的理论和证治。卷三至卷五分述内、外、妇产、五官等科的主要病证的辨证论治，每证分别论述病原、病状、诊断和治法。全书分类清楚，论述简要，选方实用，并有个人自拟经验方，对后世医家有较大影响。新中国成立后有影印本。

⑤ 土败木贼：肝木旺盛，乘脾胃之土，引起脾胃虚弱，称为“土败木贼”。

怔忡

怔忡者，血虚证也。方书以为有心、脾、肝、肾之分。心本于肾。治此证者，速宜滋培根本。命门水亏，真阴不足而怔忡者，宜左归饮。命门火亏，真阴不足而怔忡者，宜右归饮。

若水亏火盛，烦燥热渴而怔忡者，宜二阴煎，或加减一阴煎。此皆补肾之剂也。心、脾、肝、肾俱虚而为怔忡者，宜七福饮。此各脏兼补之剂也。他如大补元煎、大营煎、逍遥饮、益荣煎，亦皆治怔忡之补剂。此方书治怔忡之大略也。学究以为怔忡病证，其证在心，其病在肝，而总由于血虚。血虚不能养心，更有劳心之事以耗血，主人翁应接不暇，而怔忡之证成矣。其证心胸筑筑振动[①]，惶惶惕息[②]，甚则躁扰不安，虚烦不寐。治此证者，以补血为主。补血之要，在于补肝。《笔花医镜》[③]云：乌梅，补肝之猛将也。乌梅四物汤，与此证甚属相宜。麦冬、熟枣仁可以加入，梅子仁亦尚可用。若曾经过夏，气味如油瓤核桃者，用之转无益而有损。他如远志辛散，菖蒲香窜，本草谓其补心，予谓其能开心窍，实损心气，非补性也。方书谓黄连与肉桂同用，能使心肾交于顷刻。予见用者不少，非误于肉桂之热，即误于黄连之寒，未见其能交心肾也。此证之由，不在心肾之不交，而在阴血之不足。盖尝论之，心之象如灯，血则灯之油也。油不足则灯朴然，血不足则心妄思。思所不必思，思所不当思，精骛八极，心游万仞[④]，虽操之而不能存义也，病为之也。治此证而用热药，如以火济火，锡檠必有熔化之虞[⑤]。治此证而用凉药，虽能扑灭其火，恐火熄而灯亦烬矣。是宜添油，是宜补血。乌梅四物汤，诚滋阴养血之主剂，亦即可为治怔忡之主剂也。惊悸之证，以及大惊猝怒，其致病之由，与怔忡稍异。其旋治之宜，与怔忡略同。前方可择用也。

◉右归饮

大熟地（五钱） 怀山药（炒，二钱） 山萸肉（一钱） 甘枸杞（二钱） 杜仲（姜炒，二钱） 炙甘草（二钱） 制附子（一钱） 肉桂（一钱）

◉左归饮

大熟地（五钱） 怀山药（二钱） 山萸肉（一钱） 甘枸杞（二钱） 云苓（二钱） 炙甘草（二钱）

◉二阴煎

生地（三钱） 麦冬（一钱） 枣仁（炒，二钱） 生甘草（一钱） 黑参（一钱） 黄连（一钱） 茯苓（一钱） 木通（一钱）

灯心、竹叶为引。

◉加减一阴煎

生地（二钱） 白芍（二钱） 麦冬（二钱） 熟地（三钱） 炙甘草（一钱） 知母（一钱） 地骨皮（一钱）

◉七福饮

党参（五钱） 大熟地（五钱） 当归身（炒，五钱） 白术（炒，五钱） 枣仁（炒，二钱） 远志（五分） 炙甘草（一钱）

◉逍遥饮

当归身（炒，五钱） 白芍（醋炒，三钱） 大熟地（五钱） 酸枣仁（炒，二钱） 茯神（二钱） 远志（五分） 陈皮（一钱） 炙甘草（一钱）

◉益荣煎

党参（三钱） 白芍（醋炒，一钱） 柏子仁（炒，去油，一钱） 枣仁（炒，二钱） 黄芩（炙，三钱） 茯神（二钱）

远志（五分） 紫石英（研，二钱） 归身（炒，三钱） 木香（五分） 甘草（一钱）

姜（三片），枣（二枚）为引。

【校注】

① 筑筑振动：心通通直跳。筑，古代击弦乐器，形似筝，颈细而肩圆，有十三弦，弦下有柱，弹奏时，左手按弦的一端，右手拿竹尺击弦发音。此处借以比喻怔忡之症，心脏跳动之声。

② 惶惶惕息：心中害怕，惊恐不安的样子。

③《笔花医镜》：医书。清代江涵暾撰于1824年。江氏字笔花；医镜，言可供借鉴之意。全书共四卷。卷一总论四诊八纲、伤寒、时疫诸证，卷二是内科诸证，卷三是儿科，卷四是妇科。内容简要，流传甚广。新中国成立后有排印本。

④ 精骛八极，心游万仞：此处喻指病人心神不宁、精神恍惚的样子。精骛，受惊飞起的水鸟。八极和万仞，言范围之大，泛指天地间。

⑤ “锡檠”句：锡制灯具也有熔化的危险。檠（qíng 晴，又读 jìng 静），灯具。虞，忧患。此处引申为危险。

不寐

不寐热证也。有实热、有虚热。实热蕴积于中，必见诸实证，不寐特征之微者耳。虚热发热于外，必见诸虚证，不寐即证之著者也。予五十四岁时，病瘟疫，六昼夜不能寐，此实热之不寐也。先服三消饮，用大黄三钱，曾下数次，实热未尽，宜再下而不敢，是以仍不能寐，头痛不减，加以舌痛不能言，用热水熏之，则痛暂止，病中神昏，疑为假热。欲服肉桂，赖友人任玉如劝止，幸未服。适友人侯炳菴闻病至视，谓予曰：瘟疫舌本强者，痰也。视舌下果有痰泡，大如鸽卵。刺之，所泄皆痰。坚谓系内热之极。宜急下、大下、屡下，大黄须用至一两。如不敢一次用，可分作两次用。人皆惮[1]于用大黄，不知大黄之性，正自柔和。果系实证，宜服大黄五钱者，即予以七钱，不过多下两次耳，岂其多下两次即虚脱乎？且以酒浸之，使清上焦之热，则攻泻之力更缓。若重用甘草以缓之，虽服大黄，直不泻矣。可知大黄之性，固甚柔和也。予恪遵[2]教言，用蒌贝养荣汤合小承汤服之，所下粪与痰相兼。再服一剂，所下皆痰。一日凡下七次，实热全消，诸证悉去[3]，能成寐矣。此次病证之痊，全赖友人之力。予生平寡交[4]，友人甚少，然遇事得友人匡救[5]之处正多也。若夫虚热不寐，更属予之惯病。五十始衰，此证更甚，但有劳心之事即不寐。晚夕多言，亦不寐。方书中归脾汤、寿脾煎、三阴煎、五君子煎、养心汤、酸枣仁汤、天王补心丹，服之皆有效。然亦仅耳[6]。惟于三才膏中，重加乌梅，临睡之先，每服一匙，白糖为引，合目即成寐矣。卢生之游仙枕[7]，恐尚无此神奇也。盖不寐之证，神气散也，乌梅以敛之；阴血燥也，熟地以滋之；虚火上炎也，天冬以清之。天冬尚嫌太寒，易以麦冬，更为相宜。用党参者，取其以阳济阴，视熟地减半可矣。与两仪膏之阴阳双补。分两适均者，用意固自不同，略为增减，即功力迥殊[8]也。年来究心医理，择古人成方，伸之缩之[9]，自服辄效[10]。谁道山翁拙于用[11]也？能康济自家身[12]。三才膏重加乌梅，导我于黑甜乡中[13]，其亦康济之一端乎！

◉归脾汤

党参（二钱） 炙芪（二钱） 白术（二钱） 茯苓（二钱） 枣仁（二钱） 远志（一钱） 归身（一钱） 木香（五

分）　甘草（炙，五分）

龙眼肉（七枚）为引。

◉**寿脾煎**

白术（三钱）　归身（二钱）　山药（二钱）　枣仁（炒，一钱半）　炙草（一钱）　莲肉（炒，去心，二十粒）　远志（三分）　干姜（一钱）　党参（一两）

◉**三阴煎**

当归身（炒，三钱）　怀熟地（五钱）　炙甘草（一钱）　醋白芍（二钱）　枣仁（炒，二钱）　党参（五钱）

◉**养心汤**

归身（五钱）　生地（三钱）　熟地（三钱）　茯神（一钱）　炙甘草（一钱）　党参（三钱）　麦冬（三钱）　枣仁（炒，二钱）　五味子（十五粒）　柏子仁（二钱）

灯芯、莲心少许煎服。

◉**五君子煎**

党参（五钱）　白术（三钱）　茯苓（二钱）　干姜（一钱）　甘草（一钱）

◉**酸枣仁汤**

枣仁（一钱）　远志（一钱）　黄芪（一钱）　白茯苓（一钱）　莲肉（一钱）　当归（一钱）　党参（一钱）　茯神（一钱）　炙甘草（五分）　陈皮（五分）

生姜（三片）、大枣（二枚）为引。

◉天王补心丹

生地（酒浸，四两） 人参（五钱） 黑参（炒，五钱） 丹参（炒，五钱） 茯神（五钱） 桔梗（五钱） 远志（五钱） 枣仁（炒） 天冬（一两） 麦冬（去心，一两） 当归（酒洗，一两） 五味子（炒，一两） 柏子仁（炒，去油，一两）

蜜丸、朱砂为衣，灯芯汤下。

◉三才膏

大熟地（八两） 潞党参（四两） 麦门冬（二两）

大乌梅（四十个），煎一沸，去核，合前药同煎，取汁成膏，早晚服，白糖为引。

【校注】

① 惮：害怕，惧怕。

② 恪（kè 克）遵：谨遵。恪，谨慎，恭敬。

③ 诸证悉去：各种病证全部消除。悉，全部。去，除。

④ 寡交：不善交往。

⑤ 匡救：帮助和救济。匡，帮助，辅助。

⑥ 然亦仅耳：然而也只能如此。是说用方书中的归脾汤等方剂治疗不寐，虽然有效，但不能根除。仅，只，不过。

⑦ 卢生之游仙枕：在唐·沈既济《枕中记》中，写卢生在邯郸旅店里遇见道士吕翁，自叹贫困。道士借给他一个枕头，要他枕着睡觉。这时店家正煮小米饭。卢生入睡后，在梦中享尽了荣华富贵，一觉醒来，小米饭还没有煮熟。此处就是用的这个典故。游仙枕，即指那道士借给卢生睡觉的枕头。

⑧ 迥殊：大不相同，差别很大。

⑨ 伸之缩之：指对古人方剂加减化裁。

⑩ 自服辄（zhé 哲）效：自家服用，总是取效。辄，总是。

⑪ 拙于用：没才能，没派用。

⑫ 康济自家身：即自我保健、自家医疗之意。

⑬ 导我于黑甜乡中：引我入梦乡。导，引导。黑甜，酣睡。苏轼《发广州》诗："三杯软饱后，一枕黑甜余。"张元干《赋漳南李几仲安斋》诗："先生睡美黑甜处，那闻钟鼓朝鸣楼。"

中风

病证有因风而得，遂以风名。因而误作风治者，方书中之中风是也。其证忽而昏愦[①]，猝然仆倒，此厥逆也。方书谓之中风。厥回之后，有舌强不语者，有半身不遂者，此瘫痪也。方书亦谓之中风。且有中经、中络、中脏、中腑之语，援引经络脏腑之证以实之。不思风之伤人，过而不留，非若箭之中物，常著于物也。其见证也，以脏腑之强弱分轻重，非专入某脏某腑，常存于某腑也。盖尝[②]论之，人身之气血，主气也。外来之风寒，客气也。气血两虚，不能与风寒相敌，骤膺风寒[③]，客气进而主气退，则厥逆之证成矣。迨[④]至厥回，即系主气来复，其年力尚壮者，动履[⑤]犹能如常。若年力已衰，则肢体依然，而气血不能充周，于是乎瘫痪之证成矣。此证名之曰风，得半失半，尚属有因，名之曰中风，以讹传讹，已属失当，至用散风汤剂，直系一误再误，愈误而愈远矣。盖此证有因风而成者，有不因风而成者，统而名之曰风，是得半失半也。中风名目，始于张仲景之《伤寒论》，其证寒热间作，特表证之轻者耳。此证气血两虚，实里证之重者也。彼曰中风，此亦曰中风，是以讹传讹也。用桂枝汤以治感冒，温散太甚，轻病治成重病，用续命汤以治厥逆瘫痪，意欲散风，所散者皆几希[⑥]仅存之元气，续命而命绝矣。立方之误，固至此乎！予谓治此证者，须将中风二字，一笔抹煞，不泥[⑦]中风名目，自不用续命汤剂。当厥逆时，则专治厥逆，当瘫痪时，则专治瘫痪。用药方有道路耳。

【校注】

① 昏愦（kuì 愧）：昏乱，糊涂，神志不清醒。

② 尝：曾经。

③ 骤膺风寒：卒然感受风寒。膺，承受。此处引申为感受。

④ 迨（dài 带）：等到。

⑤ 动履（lǚ 吕）：行动。

⑥ 几希：很少。

⑦ 不泥：不拘泥。

厥逆

厥者尽也。三阴之中有厥阴，如易家之所谓老阴[①]。阴极阳生，阴之将尽，故谓之厥。厥逆者，气之骤尽。故亦谓之厥。逆者气不顺也。方书中厥逆名目，不下数十。术士假托言杂而庞，徒骇听闻，无关疗治。予谓厥逆病证，宜以两言概之：曰实曰虚。当忽而昏愦、猝然仆倒之时，其责专在于气。实证厥逆，气之闭也。虚证厥逆，气之脱也。气之闭者，或由于食，或由于热，而总由于痰。盖食能生痰，热能生痰。痰壅则气闭，气闭则厥成矣。气之脱者，或因风寒之外逼，或由情欲之内伤，而总由于气虚。气虚由于血虚。血者气之体，气者血之用。体亏则用废，血亏则气惫[②]。骤膺摧折，惫不能堪，则气脱而厥成矣。气闭而厥，其证牙关紧闭，肢体强直，气体皆著实象，宜用平安散吹鼻，以通其气。用生姜汤灌之，以清其痰。用生姜汁合莱菔汁灌之，以清其热。俟[③]其厥回，随证施治。如痰涎壅盛，胸胁胀满，大便闭结者，宜二陈汤合小承气汤下之。痰盛则重用二陈，食盛则重用承气。其目赤唇干，烦燥发渴者，热盛也。前方加知母、黄芩，甚则黄柏、黄连，此治实证厥逆之大略也。气脱而厥，其证手撒眼合，自汗流涎，气体皆著虚象。宜淬烈火于醋中，熏其鼻以收其气。灌以生姜汤，以暖其胃而清其痰。速煎独参汤合独梅汤，俟其厥回，急服之以防再脱。六君子汤，参术补气者也；二陈理痰者也。可暂用金水六君子煎，补肺补肾，而兼理痰，治痰且治所以痰者[④]也。可多服加味两仪膏，阴阳双补者也。宜朝夕常服。有痰则以陈皮为引，有热则以麦冬为引，有寒则以生姜为引。寒甚则酌加桂附，此治虚证厥逆之大略也。予论怔忡，尝以灯为喻[⑤]矣。兹论厥逆，请以转灯为喻可乎？人之一身，气与血而已。血者，灯之油也；气者，灯之焰也。五官百骸，灯之人物也。人物何以能行？焰催之也。官骸何以能运？气鼓之也。油足则焰旺，而人物之行也速。血足则气旺，而官骸之运也灵。焰之偶息[⑥]，则人物之行俱息矣。气之偶息，则官骸之运行俱息矣。虚证厥逆，殆类此[⑦]乎？若夫实证厥逆，在年壮体强之人，不过偶然气阻，停醒片刻，即自甦苏，看似惊人，其实无虞[⑧]。如无他证，可以勿药[⑨]也。

◉**二陈汤合小承气汤**

陈皮　法夏　茯苓　炙甘草　川大黄　川朴　枳实

分量随证加减，生姜（五片）为引。

◉独参汤合独梅汤

党参（一两） 大乌梅（十个）

◉六君子汤

党参（五钱） 白术（炒，三钱） 茯苓（二钱） 炙甘草（二钱） 陈皮（二钱） 法夏（二钱） 大乌梅（五个）

生姜（五片）为引。

◉金水六君煎

党参（五钱） 怀熟地（五钱） 当归身（炒，五钱） 陈皮（一钱） 法夏（一钱） 茯苓（一钱） 炙甘草（一钱） 大乌梅（囫囵，五个） 白术（炒，一钱）

生姜（五片）为引。

◉加味两仪膏

党参（八两） 熟地（三两） 归身（炒，三两） 黄芪（炙，三两） 大乌梅（四十个）煎

一沸去核，合前药同煎成膏，冲服。

【校注】

① 如易家之所谓老阴：《易经》象数之学以九为老阳，六为老阴；七为少阳，八为少阴。以奇偶言之，三为奇，二为偶。三奇为老阳，三偶为老阴；一奇两偶为少阳，两奇一偶为少阴。易家，疑为“易象”之误。易象，即《易经》象数之学。

② 气惫（bèi 备）：气虚。惫，疲乏。引申为衰少。

③ 俟（sì 四）：等待。

④ 治所以痰者：治生痰之源。所以痰者，指引起痰的根本（原因）。

⑤ 尝以灯为喻：曾经拿灯作比喻。

⑥ 焰之偶息：火焰一旦熄灭。息，通“熄”。

⑦ 殆类此：差不多与此相同。殆，差不多。类此，与此相同。

⑧ 无虞：没有危险。

⑨ 勿药：不须治疗。药，作动词，治疗。

瘫痪

瘫痪，气血两虚之证也。有因厥逆而成者，有因颠踬[①]而成者，有因风寒而成者，有因喜怒而成者。致病之因，万有不齐[②]。然气血两虚，则病之本也。朱丹溪谓半身不遂，大率多痰。在右者兼属血虚，宜四物汤加竹沥姜汁；在左者兼属气虚，宜二陈汤、四君子汤，加竹沥姜汁。张景岳谓筋缓者，当责其无气；筋急者当责其无血。无血者宜二阴煎，或大营煎、小营煎之类主之。无气者宜五福饮、四君子汤、十全大补汤之类主之。学究以为但属虚证，即系气血两虚，未有血虚而气不虚者，未有气虚而血不虚者。然气虚者暴亡，故气虚之害，甚于血虚。血虚者渐灭，故血虚之证，多于气虚。凡虚证之迁延岁月，容待医治者，皆气虚稍轻，而血虚更甚者也。如果气虚之甚，则一厥不回，竟成脱证矣。其厥而仍回者，真气犹有根蒂也。其厥回而瘫痪者，阴血亏乏，不能贯注也。治此证者，宜阴阳双补，宜三分补气，七分补血，尤宜注意于肝。肝主筋，肝藏血，凡瘛疭[③]拘急，抽搐掉眩[④]，皆血不养筋之证也。其病皆属于肝也。此证药剂，宜加味两仪膏。君归黄而臣参芪[5]，重用乌梅，佐以木瓜。如有虚热，本方加麦冬；如有微寒，则煨姜煎汤为引；如有痰涎，则陈皮煎汤为引。朝夕常服，日久自愈。本草谓乌梅多食伤筋。不知乌梅也。味酸伤筋之说，未可一概而论。予每晚必服乌梅汤一杯以助寝。一夕偶乏[6]，以山楂糕作汤代之，彻夜不眠。盖山楂耗血，不同于乌梅生血也。岂生血而伤筋乎？方书中偶用乌梅，不过几分，且云吞酸者忌用。与用萸肉相似，不知乌梅也。乌梅治吞酸之要药也，已详噎膈论中矣。岂可与萸肉一例而论乎？且古人非不欲用乌梅也，特不知乌梅耳。凡欲敛者，皆用五味子，如生脉散是也。奈五味子性不纯正，用之不过数粒。乌梅则毫无邪性，可以多用，可以独用，可以与一切补剂并用。独梅汤与独参汤，可以各树一帜，可以合成一队，其阴阳交济也。独参汤即乾之九五，独梅汤即乾之九二[7]也。以治虚脱，较参附汤之纯阳大热者稳妥多矣。人于两仪膏中以治瘫痪，较八味丸之一补一泻者功效大矣。驱使草木，即所以燮理阴阳[8]，知梅学究特为康济一身计耳。若云问世，则五岂敢？

◉三阴煎

当归身（炒，三钱） 熟地（五钱） 醋白芍（二钱） 枣仁（二钱） 党参（三钱） 炙甘草（一钱）

生姜（三片）为引。

◉大营煎

当归身（炒，五钱） 熟地（七钱） 枸杞（二钱） 炙甘草（一钱） 杜仲（炒，二钱） 怀牛膝（一钱） 肉桂（一钱）

◉小营煎

当归身（炒，五钱） 熟地（三钱） 白芍（酒炒，二钱）

山药（炒，四钱） 枸杞（二钱） 炙甘草（一钱）

◉五福饮

党参（五钱） 熟地（五钱） 当归身（炒，五钱） 白芍（炒，三钱） 炙甘草（一钱）

◉四君子汤

党参（五钱） 白芍（炒，三钱） 茯苓（二钱） 炙甘草（一钱）

生姜（三片）为引。

◉十全大补汤

党参（五钱） 白术（三钱） 茯苓（二钱） 炙草（一钱） 当归身（炒，五钱） 川芎（一钱） 黄芪（炙，一钱） 肉桂（一钱） 大熟地（三钱） 醋白芍（二钱）

◉加味两仪膏

当归身（八两） 熟地黄（八两） 党参（四两） 炙口芪（四两） 大乌梅（四十个） 川木瓜（四两）

水煎服汁成膏，早晚服，随证用引。

【校注】

① 颠踬（zhì 质）：跌倒。

② 万有不齐：千差万别，各种各样。

③ 瘛疭（chìzòng 斥纵）：与抽搐同义，俗名抽风。筋急引缩为瘛，筋缓纵伸为疭。手足时缩时伸，抽动不止。

④ 掉眩：头目眩晕。

⑤ 君归黄而臣参芪：以当归、地黄为君药，以人参、黄芪为臣药（组成方剂）。

⑥ 偶乏：偶尔缺少。

⑦ “独参汤”两句：独参汤和独梅汤，一属阳，一属阴，处于同样重要的地位。乾之九五，乾卦之阳位，属阳。乾之九二，乾卦之阴位，属阴。

⑧ 燮（xiè 谢）理阴阳：调理阴阳。燮，调和。

吐 血

吐血，热证也。不可寒之热证[①]也。虽有虚热、实热之不同，而忌用芩连则一也。实热吐血者，或由宿食，或由宿酒，酒食皆能作热。血随热而上溢，故成吐血之证。此证多系年壮体强之人，骤然而得。当方吐时，急服独梅汤一杯，则吐血立止。血止之后，若无他证，不必服药，减谷戒酒，则其证自不复作。如食积之甚，胸胁胀满，坚硬拒按，大便闭结者，宜归芍汤合小承气汤，加神曲、麦芽以下之。兼酒积者，加葛花以解之。病愈之后，服乌梅四物汤数剂以滋养之，此证血为标，热为本。热为标，实为本。先服独梅汤者，急则治其标也。次服归芍承气汤者，缓则治其本也。此治实热吐血之大略也。若夫虚热吐血，血为标，热为本。热犹之，虚乃其本。而肾虚尤本之本也。脾统血，若肾火甚足，能生脾土，则脾安其常，而血不动。肝藏血，若肾水甚足，能养肝木，则肝安其常，而血不动。血不动也，由于统血者不能统，藏血者不能藏也。患此证者，率皆身体歉弱，元阳亏损之人，或因大劳，或因大欲，或因愁思，或因愤怒，水亏于下，火炎于上，血随热而上溢，故成吐血之证。此证亦宜急治其标，惟独梅汤最为相宜。五味入腹，各归所喜。

脾喜甘，肝喜酸，乌梅酸而敛，白糖甘而清，服之则肝脾各复其常，而血止矣。若大吐既久，阴阳将竭，危在须臾[②]，必须气血兼顾，独梅汤合独参汤最为相宜。如虚热之甚，亢阳之极，须略加麦冬以清热，即生脉散之变方也。重加熟地以滋阴；所谓壮水之主，以镇阳光也。血止之后，宜服滋补之剂，如一阴煎、三阴煎，皆滋阴补肾之主剂，可选用者也。尤宜注意于肝，重用乌梅以敛肝。乌梅四物汤，为滋阴敛肝之主剂，亦即治吐血之主剂也。加味两仪膏阴阳双补，于吐血病证甚属相宜，可以朝夕常服者也。尤须迸除私欲[③]，加意[④]善养，庶免[⑤]屡次举发，此治虚热吐血之大略也。张景岳谓虚损吐血，当察其有火无火。火之盛者，不得不暂用芩连栀柏。窃谓此公屡云，治血证忌用寒凉，而忽为此不得已之论，此非由衷之谈也。又谓大吐大衄，系阴虚于下，阳格于上，用理阴煎、镇阴煎，以引火归元，则血可立止。窃谓吐血之后，如证见虚寒，二方自属可用。若当吐血之时，证见虚热，更施以大热之剂。此乃行险之计也。若夫独梅汤不寒不热，祇以敛肝，祇以养脾，不止血而血止矣。或曰方吐血而遽止[⑥]之，不虑血之凝滞乎？曰：血之黑紫成块者，败血也。既出经络，不能存留，安能凝滞？血之新鲜红活者，活血也。未出经络，尚能运行，更不至于凝滞。况乌梅之性微温，与芩连之大寒不同，何凝滞之足虑乎？且吐血病证，患不在凝滞，而在缠绵。实热吐血，屡次举发，亦能变成虚证。虚证吐血，屡次举发，则为虚损。恃药饵以扶偏救弊尚可，恃药饵以补虚填损则难。论证至此，惟有知难而退耳！《景岳全书》中，单有虚损门类，阅之可为寒心。惜以示儆[⑦]，以思患而预防，亦不药之药也。

◉归芍汤合小承气汤

全当归（生，五钱） 生白芍（三钱） 川厚朴（二钱） 枳实（炒，三钱） 神曲（炒，三钱） 麦芽（炒，三钱） 川

大黄（三钱）

◉理阴煎

熟地（五钱或一两）　当归身（炒，五钱）　炙草（二钱）　干姜（炒黄，一钱）　或加肉桂（一、二钱）

此方加附子即名附子理阴煎，再加人参即名六味回阳饮。

◉镇阴煎

熟地（一、二两）　怀牛膝（一钱）　炙甘草（一钱）　泽泻（一钱）　肉桂（一钱）　附子（五分或三钱）

【校注】

① 不可寒之热证：指此种热病不能用苦寒药物治疗。

② 危在须臾：随时都可能发生危险。须臾，一会儿，时间很短。

③ 迸除私欲：戒房事。

④ 加意：分外注意。

⑤ 庶免：或许可以避免。庶，差不多。

⑥ 遽（jù 句）止：骤然停止。

⑦ 示儆（jǐng 景）：告诫于人，使其警醒，免犯错误。

憎寒发热

憎寒发热病证，有阴阳偏盛者，方书所谓阳生内热，阴盛生外寒是也。有阴阳两虚者，方书所谓阳虚生外寒，阴虚生内热是也。阴阳偏胜之寒热，时疫疟疾多有之，方论业已见前。阴阳两虚之寒热，吐血后多有之。较之疫疟，一实一虚，判若霄壤[①]，必须于吐血方论之后，特立专条，庶免以治实之法治虚耳。夫因虚热而吐血，吐血后，则虚者愈虚，往往更见热证，或镇日[②]潮热，而晚夕尤甚；或周身蒸热，而头面尤甚。此热非实热，亦非假热。盖水亏不能制火，阴虚火盛之热也。其脉必浮数。张景岳《火证篇》谓阴虚生热，乃水不足以制火所致，宜用一阴煎、左归饮、左归丸，以壮水之主。其说诚是。夫虚证能服补药，何患病之不除，所虑者虚不受补耳。知梅学究特设乌梅四物汤，补血而兼敛肝，虽大剂予之，亦无撑胀之患。且阴虚作热，正系血少肝燥，乌梅本能敛肝，且能补肝，更有归芍地黄以助之，是以取效尤速也。此等热证，热为标，虚为本。治其本而标自除，补其虚而热自息。"寒之不寒，责以无水。壮水之主，以镇阳光"。王太仆之十六字，亦可为治虚热之心法也。若夫阳虚生外寒，吐血后亦往往有之。其证未冷先寒，时欲拥被向火。脾胃不健，饮食不消，大便溏泻，小便清频。此证寒为标，虚为本。气息奄奄，元阳将尽，较之阴虚生热，尤为危候。脉如浮散，是谓脉不符证；脉果沉迟，以虚证而见虚脉，虚之极矣。张景岳治此证，用五君子煎、理阴煎、六气煎、温胃饮、寿脾煎、大补元煎、右归饮、右归丸、四味回阳饮、六味回阳饮、海藏八味地黄丸等剂，与王太仆所谓"热之不热，责以无火；益火之源，以消阴翳"者，正属同揆[③]。然虚不受补，亦所当虑，则乌梅宜加入。肉桂能动血，失血忌桂，则肉桂宜慎用。再者憎寒，原系气虚，然气以血为体，且见于失血之后，则补气宜兼补血。附子理中汤与乌梅四物汤合用，方为稳妥也。此证虽系大证，却系缓证，药剂不必过重，用汤不如用膏，合本方五剂为一料，煎汁成膏，分十次徐徐服用，自可渐渐培救。连服数日，略有微效，且不变生他证，即系药与病投。脉之数者，至数略减；脉之迟者，至数略增。即系渐有起色，慎勿过求速效，妄议更张也。如憎寒业已大减，则干姜、附子不宜常服，惟加味两仪膏、乌梅八珍膏，不寒不热，气血双补，常年服之，甚为相宜。且于憎寒、发热二证，亦无不相宜。尤须加意调摄，推究致病之由而矫其失[4]，气血庶能复元，一愈庶能全愈也。吐血后更有寒热往来之证，其为气血两虚，自不待言。而其寒每在昼，热每在夜，亦自有所以然之故焉。人身一小天地，血阴而气阳，子午之交[5]，为阴阳更代之会。子之后阳气当司令[6]矣。孱弱[7]之阳气，不能支持，故战慄之形著[8]，而其证为寒。午之后阴血当司令矣。衰苶[9]之阴血，不能沾溉[10]，故沸腾之势成，而其证为热。究之寒与热皆标也，虚其本也。但服加味两仪膏、乌梅八珍膏，以补其虚，则寒热当自止。必欲调剂其间，宜以附子理中汤、乌梅四物汤，各熬成膏，分而贮之。子之后二膏合服，以助元阳。午之后单服四物，以助真阴。亦可以续气血之不属，补两仪、八珍之不备云。病证至此，挽回极难。遘此证者[11]，慎之慎之。他若外感风寒，内伤饮食，皆有憎寒发热，及寒热往来等证，另详勿混。

◉理阴煎

熟地（一两）　当归身（炒，七钱）　炙甘草（二钱）　干姜（炒黄，二钱）　或加桂心（一钱），或加附子（一钱）

◉六气煎

黄芪（炙，五钱）　肉桂（一钱）　党参（五钱）　白术（二钱）　当归身（炒，五钱）　炙甘草（一钱）

◉温胃饮

党参（七钱）　白术（炒，五钱）　扁豆（炒，研，三钱）　陈皮（一钱）　干姜（炒黄，一钱）　炙甘草（一钱）　当归身（炒，三钱）

◉寿脾煎

当归身（炒，二钱） 白术（炒，三钱） 山药（炒，二钱） 枣仁（炒，钱半） 远志（三分） 炙甘草（一钱） 干姜（炒黄，一钱） 莲肉（炒，去心，二十粒） 党参（五钱）

◉四味回阳饮

党参（一两） 制附子（二钱） 炙甘草（二钱） 炮姜（二钱）

武火煎徐徐饮之。

◉六味回阳饮

当归身（炒，五钱） 党参（一两） 制附子（二钱） 炮干姜（二钱） 熟地（一两） 炙甘草（一钱）

◉加减八味丸

熟地（八两） 山萸肉（四两） 山药（四两） 丹皮（三两） 泽泻（三两） 茯苓（三两） 五味子（四两） 肉桂（一两）

熟地蒸捣，入炼蜜为丸。

◉附子理中汤合乌梅四物汤

制附子（一钱） 大熟地（五钱） 醋白芍（三钱） 白术（炒，三钱） 干姜（炒黄，一钱） 炙甘草（二钱） 大乌梅（五个） 当归身（炒，五钱） 党参（五钱）

合五剂为一料，煎汁成膏，开水冲服。

【校注】

① 霄壤：天地。此处喻指差别之大。

② 镇日：犹言整天。朱熹《邵武道中》诗："不惜容鬓凋，镇日长空饥。"

③ 同揆（kuí 魁）：同理，道理相同。揆，道理。

④ 矫其失：纠正其过错。矫，矫正，纠正。

⑤ 子午之交：指昼夜时间的交替变化。子即子时，亦即深夜23 ~1（次日）时这段时间。午即午时，亦即11 ~13时。

⑥ 阳气当司令：阳气司掌时令。亦即这个时候阳气生发，阴气潜藏。司，司掌，掌管。令，时令。

⑦ 孱（chán 缠）弱：弱小。

⑧ 战慄之形著：身体寒战比较显著。

⑨ 衰苶（nié）：衰疲，衰少。苶，疲倦貌。

⑩ 沾溉：滋润灌溉。

⑪ 遘（gòu 够）此证者：遇到这种证时。遘，相遇。

汗证

汗之为证，见于吐血之后者，虚证也。阴阳两虚之证也。或时时微汗浸淫，或忽而大汗淋漓，或因劳倦，或因惊恐，不热而汗，方书谓之自汗。其寐中汗出，醒来渐收者，方书谓之盗汗。更有先憎寒后发热，必大汗一场而热始住，至次日而复然者，汗证虽不同，其为虚同一也。古法谓自汗属阳虚，盗汗属阴虚。其实阴虚阳虚之分，不存乎此。在乎有热无热而已。凡无热而汗者，阳虚也。阳虚气虚，表不固也。当吐血之后，时时微汗浸淫，虽无大损，然津液渐泄，则气体愈虚，暗中消耗，已属可虑。倘大汗淋漓，即为虚脱之兆，大危之候矣。治此证者，若用滋阴降火之剂，如一阴煎之类，无异雪上加霜，阳气更难来复。欲阳气之复，而重用参芪，加以桂附，谓其能回阳气于无何有之乡，恐孤阳亦不能独存耳。治宜七分补阳，三分补阴，加味两仪膏最为相宜。如迫不及制，可易膏而为煎，君参芪而臣归黄，重加乌梅，补气补阳，固表敛肝，而兼滋阴，甚为对证。此证汗止之后，往往憎寒。若加附子一钱于前剂中，以助阳气，自无不可。盖有归黄以济之，自与纯阳之剂不同也。若夫发热而汗，乃为阴虚。盖水亏火盛，是以热。热势蒸腾，是以汗。治此证而用止汗之剂，固属无及；治此证而用清热之剂，亦属无当。即知其为虚而补之，若专用补气补阳药品，如参附汤之类，无异火上添柴，热势将更炽矣。治宜滋阴生水。水能制火，则不热，不热则不汗，惟乌梅四物汤，最为相宜。或与黄芪汤合用，滋阴而兼固表，尤为对证。必服于发热之前，庶免缓不济急也[①]。方书治此证，用当归六黄汤、保阴煎等剂。以大寒之品治虚热，是于寒之不寒之义，尚欠体悉。而连柏过寒，必且另生寒证矣[②]。凡大虚病证，施治最难。用药而当，见效甚微。用药一有不当，取祸甚大。即因虚而用补，无论红铅、河车不可用，即鹿茸、虎骨亦无取焉。用药如用人，得和平之人[③]，而用其所长，庶能集事[④]。至于奇才异能，皆偾事之尤者[⑤]也。和平之品若何？党参、黄芪、归身、熟地之类是也。用其所长若何？参术之所长在补气。无热而汗，阳虚也。补气之品，宜重用。归黄之所长在补血。有热而汗，阴虚也。补血之品宜重用。阳虚之甚，而重补其阴。迁延贻误，已属咎无可辞[⑥]。阴虚之甚，而重补其阳，补阳而阴遂竭。更有祸不旋踵[⑦]者。消息于阴阳消长之微，权衡[⑧]于君臣佐使之宜，类非术士所能，吾辈学究之责也。所愿同学学究匡予不逮焉[⑨]。吐血之后，病证甚多，举此数端，以例其余。方书有吐白血之说，谓所吐尽白沫而无痰。傅青主[10]以加味地黄汤治之。又白芨丸，治吐血甚效。

◉乌梅四物汤合黄芪汤

大乌梅（五个） 当归身（炒，三钱） 熟地（三钱） 生地（三钱） 炙芪（三钱） 醋白芍（三钱） 生甘草（一钱） 党参（二钱）

【校注】

① “庶免”句：或许来得及。

② “以大寒之品”五句：以大寒的药物，治疗虚热证，是不该用寒药的时候使用了寒凉药，这是不恰当的。而使用黄连、黄柏之类过于苦寒的药物来治疗虚热，必然另生寒证。

③ 和平之人：指办事公平、处理问题稳妥的人。

④ 庶能集事：或许能成事。集事，使事情成功。

⑤ 偾（fèn 分）事之尤者：把事情弄坏的突出人物。偾，仆倒，跌倒。引申为败坏。

⑥ 咎（jiù 旧）无可辞：过失不可推卸。

⑦ 旋踵：旋转足跟，喻时间短促。

⑧ 权衡：衡量，比较。

⑨ “所愿”句：希望同学学究对我的不足之处进行帮助。匡，辅助，帮助。不逮，不到之处，不足之处。

⑩ 傅青主：即傅山（1607—1684），初名鼎臣，字青竹，后改字青主。又字仁仲，别字公它、石道人、丹崖翁、浊堂老人、朱衣道人、五峰道人、龙池道人、观花翁、大笑下士等多种。明清山西阳曲县（今属河北省）人，自幼颖悟，过目成诵。14 岁时补博士弟子员，20 岁补廪，为督学袁继咸所器重。明末官场腐败，傅山苦持气节，不阿权贵。1678 年，清廷开“博学鸿词”

科，罗致明末遗贤。给事中李宗孔等将傅山推荐给朝廷，傅山托病坚辞。官府令人将其连人带床强行入京，距城30里，死拒不入。相国冯溥及诸公卿出城迎之，他卧床，不予迎送礼。清帝因他老病，许其归里。特加中书舍人以示恩宠。康熙二十三年（1684）六月十二日卒，以朱衣、黄冠殓葬。享寿78岁。

傅山为明末著名爱国学者，他博学多识，经史之外，兼工佛、道、书法、绘画、诗词及音韵训诂之学，其家世代知医。明亡后，他以医问世，凡重病痼疾，应手而愈。登门求方者盈门。曾设"卫生馆"于太原三桥街，活人甚多。民间以"医圣"称之。所著医书遗稿经后世整理成《傅青主女科》《傅青主男科》二书，大行于天下。

内伤饮食

内伤饮食，百病之由也。儒书谓病由口入是也。其病为实，其脉宜沉而有力。其证有表、有里、有寒、有热。试专以食言之，凡胸胁胀满、坚硬拒按者，伤食之里证也。头胀痛、牙胀痛、四肢乏困者，伤食之表证也。憎寒、手足逆冷者，食滞则气不宣通，伤食之寒证也。日夜潮热、大渴引饮者，食积于胃、腐烂熏蒸，伤食之热证也。究之表与热、与寒皆标也。不必治者也。治此证者，惟在攻其里之实而已。方书治此证，率[①]用平胃散、和胃饮，未免失之过缓。或用备急丸、化滞丸，则又失之过急。惟大和中饮差为近之[②]。然有辅之者，无主之者，服之仍苦无济。盖此等实证，非消磨所能愈。必须推荡一番，方能去此停滞耳。宜于大和中饮中，重加大黄以为之帅，更加神曲以为之佐。君臣佐使，配和得宜，庶能相助为理。无论面食、肉食、果实，均可推荡得动，亦不至暴下屡下，不过于一日之中，溏泻三数次，一二剂即可全愈矣。当伤食之初。气血尚未亏损，既已辨其证之为实，亟[3]宜施之以攻，慎勿养痈贻患，以致变生他证也[4]。历观方书，窃叹名医误人，半由姑息。凡遇当下之证，最惮[5]于用大黄。不思胃中停积，作何归结，是优柔养奸也。不敢用大黄以攻实，却喜用黄连以清热，停积毫无所损，脾胃大受其伤。是斫丧[6]元气也。且喜用参术以健脾，脾胃之停积正多，参术之壅滞更甚。是借寇兵赍盗粮也[7]。从此变证丛生矣。问：喜用大黄，无乃偏于泻乎？曰：何敢喜？更何敢偏？用大黄者，止[8]有二证：瘟疫之邪热，一也；食物之停滞，二也。至于疟疾、痢疾等证，间用大黄。亦因食物之停滞而用之也。大黄所以攻实，实证当攻，方可以用。尤须审察舌苔，舌无苔则胃无积，大黄岂可误用哉？问：设遇热证，黄连亦不可用乎？曰：不可用黄连之证有二：一为实热，宜攻实，不宜清热，用黄连徒伤胃气，实不去，热仍不清，不可用黄连者一也。一为虚热，宜滋阴，不宜清热，用黄连徒伤元气，虚愈甚热亦愈甚，不可用黄连者二也。虚热实热，均非所宜。黄连之为用亦鲜[9]矣。学究前列诸方，惟瘟疫邪热攻心，证见昏沉，一用之耳。此外所列古人成方，凡有黄连，皆借前车以示鉴者[10]。至于吴芋炒黄连，乃胥吏[11]舞文弄法之伎俩，尤当严禁者也。问：参术健脾亦误乎？曰：食滞既去之后，可以健脾；食滞停滞之时，不可健脾。攻忌虚虚，补忌实实。虚实轇轕[12]不清，攻补朦胧混用[13]，参术之误人，咎岂减于大黄[14]耶？若系大虚之人，遘[15]大实之证，治宜补泻兼施者，于小承气汤中加参归犹可。然所重仍在攻下，参归不过佐使耳。学究脾胃素弱，往往积食，计一年中，每服大黄三四次，皆万不得已，然后用之。因思于无积之时，予服健脾之剂，自制乌梅肾气丸，健脾补肾，而兼敛肝，服之甚为有效。此健脾于平日，非健脾于临证也。夫食以养人，非以害人。食所当食，而更加之以慎，自无伤食之证。问：慎之奈何？曰：将寝勿食，方食勿寝；寒处勿食，物已寒勿食；不欲勿强食，欲之勿多食。问：停饮若何？曰：大分清饮最相宜，或与大和中饮合用，遇仙丹治伤食亦可用，烂积丸次之，山楂丸又次之。

◉平胃散

苍术（炒，二钱） 川朴（捣，三钱） 陈皮（二钱） 甘草（一钱）

加姜枣煎。

◉和胃饮

陈皮（二钱） 川朴（二钱） 干姜（一钱） 炙甘草（一钱）

◉备急丸

巴豆霜 大黄 干姜

炼蜜为丸，孕妇忌服。此方不可用。

◉化滞丸

巴豆（醋制，六钱） 乌梅肉（焙干，五钱）

白面（八钱）调糊为丸，妊娠勿服。此方不可用。

◉大和中饮

陈皮（二钱） 枳实（炒，二钱） 砂仁（炒，研，二钱） 山楂（炒，二钱） 麦芽（炒，二钱） 川朴（二钱） 泽泻（二钱） 神曲（炒，三钱） 川大黄（三钱或五钱）

◉乌梅肾气丸

乌梅肉（六钱） 熟地（六钱） 山萸肉（四钱） 茯苓

（六钱） 党参（六钱） 制附子（二钱） 山药（六钱） 肉桂（六钱） 吴萸（一钱）

熟地蒸捣，入炼蜜少许为丸，如莱菔子大，每晨服一钱五分，服后食粥一杯。

◉参归承气汤

枳实（炒，二钱） 川朴（捣，二钱） 川大黄（三钱） 党参（二钱） 当归身（生，三钱） 神曲（炒，三钱） 山楂（炒，二钱）

◉遇仙丹

川大黄（六两） 槟榔（三两） 三棱（三两） 莪术（三两） 黑丑（三两） 白丑（三两） 木香（二两） 甘草（一两）

水丸，每服二钱，孕妇勿服。

◉烂积丸

二丑（八两） 大黄（生，八两） 熟大黄（八两） 青皮（四两） 山楂（四两） 三棱（四两） 莪术（四两） 莱菔子（四两） 红面为衣。

◉山楂丸

东山楂（二两） 香附（一两） 陈皮（五钱） 枳壳（五钱） 砂仁（五钱） 连翘（五钱） 莱菔子（五钱） 法夏（五钱） 云皮（五钱） 白芍（五钱） 神曲（五钱） 川朴（五钱） 麦芽（五钱） 三棱（五钱）

水丸。

【校注】

① 率：大致，大概。

② 差为近之：比较合适。

③ 亟（jí 及）：急切。

④ “慎勿”两句：（该攻下的应果断地施用攻下药）千万不要留有隐患，以致变生出其他的病证来。养痈贻患，喻指对引起恶果的祸根不敢果断地清除。

⑤ 惮（dàn 但）：怕，畏惧。

⑥ 斫（zhuó 卓）丧：摧残，伤害。

⑦ “是借”句：将兵借给贼寇，将粮送给强盗。亦即帮助坏人之意。此处指助长病邪。赍（jī 几），送物给人。

⑧ 止：只，仅。

⑨ 鲜：少。

⑩ 借前车以示鉴者：前车之辙，后车之鉴。是说用前人的教训，警诫后人。

⑪ 胥吏：旧时在官府中办理文书的小吏。

⑫ 轇轕（jiāogé 交葛）：同“胶葛”。交错纠缠貌。

⑬ 攻补朦胧混用：（对病证分不清虚实）攻法和补法糊里糊涂地乱用。

⑭ “参术”两句：用人参和白术而加重了病情，人参和白术的罪过难道比大黄少吗？咎，罪过，过错。其，句中语气词，表反问。减，少。

⑮ 遘（gòu 够）：遇。

外感风寒

外感风寒，热证也。初见证时为憎寒，一半日即转为发热。

《热证篇》云：人之伤于寒也，则为病热者是也。《伤寒论》所谓服桂枝汤，反烦不解，即此证也。方书谓风为阳邪，寒为阴邪，受风者有汗，受寒者无汗。有汗者桂枝汤，无汗者宜麻黄汤。试问寒独无风乎？风独不寒乎？受寒者皆于无风之处受之乎？受风者皆于不寒之处受之乎？执定同，曲为解说[1]，不过为用桂枝麻黄地步耳。奈风已过而不留，寒已变而为热，投以桂枝麻黄，大烦躁扰，又将何以解之也？学究谓此等病证，风寒本属相兼，不必强为分剖，宜浑而名之曰“外感风寒”。其憎寒者，阳气为风寒所郁也。其发热者，郁阳暴伸，邪热随之而见[2]也。其有汗者，气体[3]本壮，外感稍轻也。其无汗者，气体本弱，外感较重也。究之皆轻微之证，以景岳诸柴胡汤、加味柴胡饮主之，一二剂即可全愈者也。若外感较重，则有头痛身痛诸表证，宜吴氏达原饮，加柴胡、羌活以解表。若内伤饮食，加以外感风寒，则有胸胁胀满，坚硬拒按诸里证，宜吴氏三消饮以攻里。若当瘟疫盛行之时，偶感风寒，即触动瘟疫，宜全以治瘟之法治之。且瘟疫常年皆有，既见瘟疫病证，即宜照瘟疫立方。方书于瘟疫风寒，极力分剖，皆强作解人，似昭昭而实昏昏也[4]。问：风寒初见证时，憎寒之甚，有四肢冷过膝肘，虽拥被向火而无温者，亦不可作寒证治乎？曰：此阳气为风寒所郁也。阳气者，主气也。风寒者，客气也。客气进而主气退，不过暂时耳。转瞬之间，郁阳即暴伸矣。热证即全见矣。若当憎寒之时，予以热药，药之热与病之热，同时并发，必至大烦躁扰矣。此时宜少安勿躁，待其转而为热，然后施治，则道路不差，略予生姜汤饮之可也。问：达原饮、三消饮，乃吴氏治瘟疫之主剂，何故用治风寒？曰：瘟疫，热证也。外感风寒亦热证也。戴麟郊[5]谓风寒冷而不热，以解热之剂治风寒，轻则寒中呕利，重则厥逆亡阳，是仍为《伤寒论》所误，而于《热证篇》所云，伤于寒为病热之语，未深体悉[6]也。且达原饮亦非大寒之剂，柴葛、羌活，皆治风寒之要药。至于槟榔、川朴，治瘟疫者用以逐邪，治风寒者亦用以逐邪。知母、黄芩，治瘟疫者用以清热，治风寒者亦用以清热，证同故药同也。问：风与寒不必分，风寒与瘟疫亦不分乎？曰：戴麟郊谓瘟疠与风寒异气，疫疠与风寒异受者，恐治瘟疫而误用热药也。学究谓桂枝麻黄汤，用以治瘟疫而误，用以治风寒而亦误者，恐治风寒之误用热药也。论不同而意同也。且瘟疫盛行之年，偶感风寒，即触动瘟疫，治此证者，用加味达原饮、三消饮极效。其并无疫疠之年，重感风寒，即全似瘟疫，治此证者，用加味达原饮、三消饮亦极效。风寒与瘟疫，见证同，用药同，取效同，名不同而实同也。风寒与瘟疫之辨，方书纷纷聚讼[7]，惟戴麟郊尚有真见，而其失亦有三焉。不敢正言张仲景之失一也；不敢直斥桂枝麻黄汤之误二也；借《伤寒论》作陪衬，一似瘟疫忌用热药，风寒宜用热药者三也。予谓既有真见，不妨直陈。心存顾忌，则语必含糊。依违之论，有何取焉[8]？此上立论，三十余篇，皆大声疾呼者；此论之后，但按证列方可矣。

◉一柴胡饮

柴胡（二钱） 黄芩（一钱） 白芍（二钱） 生地（二钱） 陈皮（二钱） 甘草（一钱）

◉二柴胡饮

柴胡（二钱） 陈皮（二钱） 甘草（一钱） 法夏（二钱） 细辛（一钱） 川朴（一钱） 生姜（五片）

◉三柴胡饮

柴胡（二钱） 白芍（二钱） 炙草（一钱） 陈皮（一钱） 生姜（五片） 当归（二钱）

◉四柴胡饮

柴胡（二钱） 生姜（五片） 当归（三钱） 党参（三钱） 炙甘草（一钱）

◉五柴胡饮

柴胡（二钱） 当归（三钱） 熟地（三钱） 白芍（炒，二钱） 白术（炒，二钱） 陈皮（一钱） 炙甘草（三钱）

◉正柴胡饮

柴胡（二钱） 防风（一钱） 陈皮（一钱） 白芍（二钱） 甘草（一钱） 生姜（五片）

◉加味柴胡饮

柴胡（二钱） 羌活（二钱） 葛根（二钱） 当归身（炒，五钱） 紫苏（一钱） 薄荷（一钱） 浮萍（二钱） 甘草（一钱）

生姜（三片）为引。

◉加味达原饮（即三消饮去大黄）

槟榔（二钱） 川朴（捣，二钱） 草果（炒，研，一钱） 知母（一钱） 黄芩（生，一钱） 白芍（生，一钱） 甘草（一钱） 柴胡（二钱） 葛根（二钱） 羌活（二钱）

◉吴氏三消饮

前方加川大黄（三钱）

【校注】

① 曲为解说：胡乱解释一通。

② 见：同“现”，出现。

③ 气体：机体，人体，体质。

④ “皆强”二句：（以前的方书对此）都装作理解的样子，表面上看来似乎是明白的，实际上却是糊里糊涂的。

⑤ 戴麟郊：见卷一“瘟疫说难解嘲”篇。

⑥ 体悉：体验领会，完全明白。

⑦ 聚讼：众说纷纭，意见不一。《后汉书·曹褒传》：“谚言‘筑舍道边，三年不成。’会礼之家，名为聚讼，互生疑异，笔不得下。”李贤注：“言相争不定也。”

⑧ “依违之论”两句：是说戴麟郊的理论虽有真见，但又不敢正言张仲景理论之谬。戴麟郊的理论仍没有跳出《伤寒论》的圈子。像戴麟郊这样依附于错误理论的理论，是不可取的。

卷三

头痛

头痛之证，有表有里、有虚有实、有寒有热。表证头痛，风寒之初感、瘟疫之初觉是也。其证在表，其病亦在表。必兼憎寒、发热诸表证。治宜解表。加味柴胡饮、加味达原饮，最为相宜。里证头痛，饮食之内伤、瘟疫之传变是也。其证在表，其病实在里，必兼胀满烦躁诸里证。治宜攻里。加味和中饮、吴氏三消饮，最为相宜。虚证头痛，有气虚、血虚之分。凡气虚头痛者，必畏寒恶风，冬月痛甚。此证由于元气亏损，是以外邪易乘，治以峻补其阳。加减十全大补汤，君参芪而臣归黄，或熬膏，或为丸，朝夕常服，日久则愈；凡血虚头痛者，必烦热、内热、遇热痛甚。此证由于阴虚血亏，是以虚火易动。治宜大补其阴。加减一阴煎、玉女煎、乌梅四物汤皆可用，三五剂即全愈。实证头痛，除风寒外感、饮食内伤之外，有因痰而痛者，其证头旋、眼黑、身重、肢冷。此证盖由火盛痰生，痰随热而上壅所致。如系强壮之人，宜治痰而兼攻下。礞石滚痰丸、二陈汤合小承气汤，一二剂即全愈。如系歉弱之人，宜治痰而兼滋补。蒌贝养荣汤、金水六君子煎，常服乃愈。寒证头痛，憎寒而不发热，喜以热手热物熨之，虽盛暑大热之时，必蒙帕著巾，而痛乃稍轻。此证盖由气血本虚，更受风寒，日久失治，遂成痼疾。老年虚弱之人，多有之。误服表散药，必至气血尽耗，惟加味两仪膏为宜。朝夕常服则愈。热证头痛，恶热而不恶寒，天气寒凉则痛减，天气炎热则痛剧，伤暑则痛更甚。此证盖由阴亏阳盛，加以郁恼焦灼，热随气而上冲，气愈盛则热愈盛，而痛亦愈盛。少年性急之人多有之。误服温散药必至大烦躁扰，惟清燥养荣汤为宜，偶一服之即愈。头痛之证甚多，以此六者核之，道路庶几不差，推而广之，变化亦至无穷。方书谓痛在颠顶者属太阳，痛在额颅者属阳明，痛在两额角者属少阳。各经有各经之痛，宜用各经之药以治之，兹不录亦不辨。

◉加减柴胡饮

柴胡（二钱） 羌活（二钱） 葛根（二钱） 薄荷（一钱） 浮萍（二钱） 紫苏（二钱） 甘草（一钱） 当归（炒，五钱）

生姜（三片）为引。

◉加味达原饮（即三消饮去大黄）

槟榔（二钱） 川朴（捣，二钱） 知母（一钱） 黄芩（生，一钱） 葛根（二钱） 白芍（一钱） 甘草（一钱） 柴胡（一钱） 羌活（二钱） 草果仁（炒，研，一钱）

生姜（三片）、枣（二枚）为引。

◉吴氏三消饮

前方加川大黄（三钱）。

◉加味和中饮

陈皮（二钱） 枳壳（二钱） 砂仁（炒，研，二钱） 山楂（二钱） 麦芽（炒，二钱） 川朴（二钱） 泽泻（二钱） 神曲（炒，三钱） 川大黄（三钱）

◉加减十全大补汤

党参（二两） 白术（五钱） 茯苓（三钱） 炙甘草（三钱） 当归身（一两） 黄芪（二两） 大熟地（一两） 乌梅（去内壳，三钱） 醋白芍（三钱） 制附片（三钱）

熟地蒸捣，入炼蜜少许为丸，如芥子大，朝夕每服三钱，开水送。

◉加减一阴煎

生地（五钱） 生白芍（三钱） 麦冬（去心，三钱） 熟地（三钱） 知母（二钱） 生甘草（二钱） 地骨皮（二钱）

◉玉女煎

知母（二钱） 牛膝（二钱） 麦冬（二钱） 生石膏（三钱） 大熟地（一两）

◉礞石滚痰丸

礞石 大黄 黄芩 沉香共为丸，每服一钱。

◉二陈汤合小承气汤

陈皮（三钱） 法夏（研，二钱） 茯苓（二钱） 甘草（二钱） 枳实（炒，三钱） 川朴（捣，二钱） 大黄（酒浸，五钱）

◉蒌贝养荣汤

知母（二钱） 花粉（三钱） 川贝（三钱） 蒌仁（五钱） 橘红（二钱） 生白芍（三钱） 生当归身（三钱）

◉**清燥养荣汤**

生地（五钱） 归身（五钱） 生白芍（三钱） 知母（三钱） 陈皮（一钱） 甘草（一钱） 花粉（二钱）

南薄荷叶（三钱）为引。

头 眩

头眩即头运，虚证也。《灵枢·卫气》篇曰：上虚则头眩是也。此证年老身弱者多有之，往往经年累月不愈，动作则眩运更甚。刘河间以为风，治宜散风药误矣。朱丹溪以为痰，治以化痰药，犹之误也。年老身弱而眩运者，气血两虚之证也。治宜阴阳双补者也。六君子汤合乌梅四物汤甚效，三五剂即全愈。愈后日服加味两仪膏，朝夕各一匙，则眩晕自不作矣。患此证者，最忌颠蹶，一颠蹶则成瘫痪。缘气血太虚，不任摧折也，感风寒亦成瘫痪，缘气血太虚，不能与风寒相敌也。侍养者亟宜慎之，日进加味两仪膏两匙，病愈而药弗止，以思患而预防之，则老人实受其福矣。问：眩运之是风非风，两无确据，姑置弗论。至用化痰药以治眩运，诚以眩运之，明明有痰也。安得谓其误乎？曰：眩运标也，痰亦标也，虚乃本也，因虚而运，非因痰而运也。设不运而专有痰，治之者专治其痰，为之化痰消痰，必至虚愈甚而痰亦愈甚。治痰且不能愈痰，岂治痰转可愈运乎？见痰休治痰，当治其所以痰，所以痰者，虚也。见运休治运，当治其所以运，所以运者，虚也。问：既不治痰，何以用陈皮、法夏？曰：藉以疏通道路，特佐使耳。所重者实在参、术、归、地也，此即八珍汤之变方。如有虚热，熟地易而为生地。如有虚寒，生姜易而为干姜，或酌加桂、附，或易汤而为丸。徐徐服之，是在临证者之因时制宜耳。至于是风非风，亦自确有证据。用散风药剂，则元气愈虚，眩运愈甚，明效大验，即证据也。惟《灵枢·卫气篇》所云上虚则运①，差为近之②。然谓之上虚，正恐虚不专在上耳。

◉六君子汤合乌梅四物汤

党参（三钱）　白术（炒，二钱）　茯苓（一钱）　炙草（一钱）　陈皮（一钱）　法夏（研，一钱）　归身（炒，三钱）　白芍（醋炒，二钱）　熟地（二钱）　乌梅（五个）

生姜（三片）为引。

【校注】

① 上虚则运：上虚清阳不升则眩晕。运，通晕，眩晕之意。《灵枢·卫气第五十二》“上虚则眩，上盛则热痛”。

② 差为近之：较为相近。

咽喉肿痛

咽喉肿痛，热证也。有实热、有虚热。其肿在咽喉两旁，或起疙瘩，或平贴如钱。实热色多红紫，必见诸实证，如烦躁发渴，舌生黄苔、大便秘结之类。此证常年皆有，疫疠盛行之年为尤甚。盖胃热灼肺，上冲咽喉之所致也。东垣治此证，用普济消毒饮，方书谓其极效，其实不甚济事。缘此等实热病证，热为标，实为本。不攻其实，而但清其热，未有不迁延贻误者。其用升麻，尤不相宜，予治此证，亦用此饮，然必删去升麻，重用大黄，但得洞下，一剂即愈。其咽喉肿闭，药不下咽者，用推赶恶血之法，但得咽喉微通，药能入腹，亦一剂即愈。遇术士弃而不治之证，即以此法施之，无不愈者。此等急证，存亡在呼吸间[①]，用药不可稍缓，即立论亦不必过谦也。此咽喉肿痛，察系实证之治法也。若系虚热，色多淡红，必见诸虚证。如渴而不饮、喜热饮、不喜冷饮、小便清频、大便溏泄之类，此证多见于大病之后，暨歉弱之人。盖阴亏于下，火炎于上之所致也。张景岳治此证，用镇阴煎以引火归原，是否有效，学究未经目睹。辨证奇闻治此证，用引火汤。以巴戟代桂、附，谓桂、附虽为引火归原圣药，然能引火于一时，毕竟耗水于日后，所以不用桂、附而用巴戟者，取其能引火而又能补水也。学究亲见用此方者，一服即效，三服即痊。诚以阴虚水亏之候，施以滋阴补水之方，药证相投也。此咽喉肿痛，察系虚热之治法也。方书于此病证，辨论甚多，有喉风、喉痹、喉蛾、乳蛾，诸名目。言杂而庞，徒乱人意，宜以一笔抹煞，而以咽喉肿痛四字概之。有阴蛾、阳蛾、双蛾、单蛾、锁喉风、急喉风、急喉痹、阴虚喉痹、阳虚喉痹、格阳喉痹，诸论说，亦宜一笔抹煞，而以实热、虚热四字概之。其一切方剂，宜一笔抹煞，而以消毒饮、引火汤，二方概之。非刚愎自用[②]也，诚以存亡呼吸之顷，不敢存瞻徇调停[③]之见耳。

◉加减普济消毒饮

生当归（五钱）　生地黄（五钱）　川大黄（五钱）　生黄芩（三钱）　板蓝根（三钱）　南薄荷（三钱）　生栀子（三钱）　天花粉（三钱）　怀牛膝（三钱，孕妇勿用）　马屁勃[④]（一钱）　元明粉（三钱，冲服，孕妇勿用）

◉引火汤

熟地（三两）　茯苓（五钱）　麦冬（一两）　北五味（捣，二钱）　巴戟（一两）

水煎服，份量系照抄，用时可酌减。

【校注】

① 呼吸间：喻极短时间。

② 刚愎自用：《左传·宣公十二年》："其佐先縠（hú），刚愎不仁，未肯用命。"宋代苏轼《谢宣召入学士院状》："知臣刚愎自用。"后称人傲慢固执、自以为是为"刚愎自用"。

③ 瞻徇调停：意为不辨是非，与自己意愿不合的也跟着干。瞻，看。徇，曲从。调停，不偏不倚。

④ 马屁勃：即马勃。

牙　疼

牙疼，热证也。有实热、有虚热。实热者其疼急，连及耳轮、鼻准皆胀疼。其牙龈或红肿，或溃烂，必兼见诸实证，如大渴引饮、烦躁不停、大便秘结之类。患此证者，率由食积于胃，湿热熏蒸而然。年力壮盛之人多有之。虚热者其疼缓，牙龈红肿，亦必轻微且兼见诸虚证，如渴而不饮、小便清频、大便溏泄之类。患此证者，率由阴亏于下，火炎于上而然。气体衰弱之人，或大病大欲之后，间亦有之。实热牙疼，治宜泻其实，实去则热除，热除则疼止。用清胃饮加大黄下之即愈。愈后忌食蒜，兼忌食后酣寝，则其疼不复作矣。虚热牙疼，治宜补其虚，滋阴壮水以清热，惟玉女煎为最宜，一二剂即全愈矣。若其他虚证，重于牙疼，则当专以虚论，治其虚而疼自止，不必治牙疼也。且虚热牙疼，乃绝无仅有。实热牙疼，则所在皆然。学究自二十岁时，即患牙疼，兼牙龈溃烂，且起牙床疙瘩。屡愈屡作，必齿落而后已。然一齿方落，一齿又疼，以次递及，直无已时。服方书清热之剂，全不见效。更惑于引火归原之说，误服热药，其疼倍甚。至五十余岁，牙疼落去大半，迄未得一治法。戊寅之春，究心医理，始知方书之误我，良不浅也。方书凡遇热证，但治其热，而不治其所以热，敢用黄连以清热，不敢用大黄以泻热，实不去则热旋生，是以终归糜烂。名医误人，半由姑息，诸证皆然。而牙齿之脱落，则其误之确有可指者也。学究深受其误，知之最真，故不惮痛切言之，以为没齿之防。特制大黄清胃饮以泻实者，清热为拔树连根之计。顷者又以积食作热，牙齿疼甚，不得已施以此方，一服而泻作，三泻而疼止矣。夫年届六旬，攻泻原非所宜，然实热在中，非泻不愈。护疾养毒，必且变生他证，致烦大下屡下矣，且有病则病受之。知之既真，则图之宜早，正不必以虚脱为虑也。或曰用清热之剂治牙疼，所以屡服罔效者，以牙齿分属五脏，如当门四齿属心经，次肝、次胃、次肺、次肾。用清热之剂，加以引经之药则效矣。予曰不然，其责专在胃经也。胃经邪热，传入心经则昏沉。岂心经尚有邪热上窜牙齿乎？方书饰智惊愚，每以艰深，文其浅陋，业已误我半生，障眼法今已看破矣。或曰名医何尝姑息，宽厚和平，乃仁人君子之用心也。予曰是则然矣，何以一遇虚证，则为之平肝，为之利水，为之开郁，为之降火。如柴胡、香附、泽泻、车前、郁金、木香、黄柏、黄连，皆混列于补剂之中。仁慈何在？而孟浪若是乎？于邪气则姑息而保全之，于元气则孟浪而削斫之。此千古之大戒也。或曰舌以柔全，齿以刚折，子之论齿证也。毋乃昧于刚折之义乎？予曰唯唯，谨受教。

◉加减清胃饮

生石膏（二钱） 栀子（二钱） 黄芩（二钱） 生地（二钱） 丹皮（二钱） 生白芍（二钱） 甘草（一钱） 全当归（生，三钱） 川大黄（酒浸，生用，三钱或五钱）

◉玉女煎

生石膏（三钱） 大熟地（一两） 麦冬（二钱） 知母（二钱） 怀牛膝（一钱）

耳 肿

耳肿，热证也，实证也。有将耳窍肿闭者；有耳根肿至高起者；有上连耳轮下连腮颊俱肿者。其色红，其气热，其痛霍霍然。此证盖由饮食停滞，积而为热，上冲于耳。更为凉风所袭，冷水所激，内热熏蒸，外热郁闭[①]，是以焮红肿痛。此热系属实热。治以抽薪饮，加大黄洞下之[②]。实去则热息，热息则痛渐减，肿渐消矣。方书有耳痔、耳蕈、耳挺诸名目。形象虽不一，但凡红肿高大者，皆实热也，皆有根之火也。只清其热，殊不见效，必攻其实，乃能奏功。悉宜以抽薪饮加大黄治之。攻下胃中之实，方能消去耳中之热耳。问：耳为肾窍，属足少阴，食积于胃，属足阳明，各有经络不相紊[③]也，何为积在胃而热在耳乎？曰：薪然于灶[④]，烟出于突[⑤]，常也。若屋中柴薪堆积，一时并燃，门窗无不出烟，则其变也。胃中之积食作热，正如屋中之积薪厝火[⑥]，烟炎安有定处乎？且“邪之所凑，其气必虚”，各经之热，皆将归之。若谓胃之热，止应在口，肾之热，方能至耳，此名医不通之论也。问：何以知其为实热？何以知其非虚热？曰：于红肿暴痛知之。若系虚热，必不红肿，且微痛而不暴痛。问：柴胡疏肝散，乃治耳证之主剂，各种医书皆载此方，何为弃而不用？曰：柴胡表散，惟外感风寒者宜之，用以清热，此千古之大惑也！方书有柴胡清夜热之说，不思夜热，虚热也。施以表散，则虚者愈虚，故热者益热。承讹袭谬，迫劳瘵速登鬼箓者，不啻覆辙相循矣[⑦]。耳肿系属实热，施以表散，则实者仍实，故热者仍热。且热势正在蒸腾，又复施之以散，是救火而扇之扬之也，烟焰当更炽矣。夫热者标也，虚与实本也。见热休治热，必治其所以热。寒之不寒，责以无水，壮水之主，以镇阳光，此治虚热之定论也。乌梅四物汤主之，其说已见前卷。扬汤止沸，不如去薪，溃痈虽痛，胜于养毒，此治实热之定论也。抽薪饮加大黄主之，特于此发其凡焉。若夫耳窍时流脓水，日久不愈，亦不甚痛，此名“聤耳”。宜以红棉散掺之，不必服药。

◉红棉散

干胭脂（五分） 枯白矾（一钱） 海螵蛸（二钱） 麝香（一字[⑧]）

研极细，瓷瓶收贮，勿泄气。拭去耳中脓水，擦之。

◉抽薪饮

黄芩（三钱） 石斛（二钱） 木通（一钱） 栀子（炒，三钱） 黄柏（一钱） 枳壳（炒，二钱） 泽泻（一钱） 细甘草（一钱） 川大黄（酒浸，三钱）

【校注】

① 阏（yān 淹）：堵塞。

② 洞下之：使病人泻下如水的治法。

③ 不相紊：不紊乱，不相混。

④ 薪然于灶：柴禾在炉灶中燃烧。薪，柴禾。然，同“燃”。

⑤ 突：古时灶旁的出烟口，相当于今时的烟筒。

⑥ 积薪厝（cuò 挫）火：或谓厝火积薪。指把火放在柴堆下，喻隐患。厝，放置之意。积薪，指柴堆。

⑦ “承讹袭谬”三句：沿袭继承错误的医学理论，是迫使劳瘵（结核病）速死，无异于重蹈覆辙，重犯前人犯过的错误。袭，沿袭。鬼箓，即鬼录。旧时迷信，谓冥间死人的名册。此指已死。不啻（chì 斥），无异于，如同。覆辙相循，重蹈覆辙之意。亦即前面的车翻车了，后面的车又沿着前面车子的旧辙，再次翻车了。喻后者不接受教训，重犯前者的错误。

⑧ 一字：少许。字，在此为容量单位。旧时有铜铸钱币，中间有方孔，俗称“字钱”。将药粉倒入“字钱”的方孔中，装满一个字钱方孔的剂量则为“一字”。四厘叫衾，十厘叫分，四衾叫字。一字等于一分六厘。

耳聋

耳聋之证，有实有虚。瘟疫应下失下，邪热挟痰上拥，壅塞隧道。有兼见耳聋者，此实证耳聋也。聋为标，瘟为本，治瘟不必治聋。聋为证，痰为病，因证可以知病。此等耳聋，宜治瘟而兼治痰，蒌贝养荣汤合小承气汤，洞下[①]其痰，则瘟愈而聋亦愈。瘟疫应下失下，邪热郁蒸日久，阴血为之枯槁。自瘟疫既愈，而单患耳聋者，此虚证耳聋也。聋为标，虚为本，治虚不必治聋。补其虚而聋自愈，清燥养荣汤、人参养荣汤，可选用。核桃油入冰片少许，滴耳中以润之亦佳。此专就瘟疫耳聋一端言之耳。至于杂证耳聋，原不容强为牵合，然亦不外虚实两端。其虚者如年力既迈，气血渐衰，此老年之常态，亦耳聋之佳境，无病可医，不必服药。若有微热，则用乌梅四物汤以滋阴。若热而兼痰，则于四物汤中加陈皮以导滞可矣。其实者率由于火，治以清热，抽薪饮、徙薪饮皆可用。然火之旺，端[②]由水之亏，故热盛耳聋，不得专以实论，不宜专服凉药。用一阴煎加减。一阴煎壮水以制火，补虚而兼清热，亦治耳聋之良方也。耳鸣之证仿此。

◉蒌贝养荣汤合小承气汤

知母（二钱） 花粉（二钱） 川贝（去心，三钱） 蒌仁（炒，去油，五钱） 橘红（二钱） 白芍（生，一钱） 当归（三钱） 川朴（捣，二钱） 枳实（炒，二钱） 川大黄（酒浸，三钱）

◉人参养荣汤

党参（三钱） 麦冬（去心，二钱） 五味（一钱） 生地（三钱） 归身（生，三钱） 白芍（二钱） 知母（二钱） 陈皮（一钱） 甘草（一钱）

◉乌梅四物汤

生地（五钱） 归身（五钱） 白芍（生，三钱） 乌梅肉（去内壳，二钱）

水煎服。有痰加陈皮（一钱）。

◉一阴煎

生地（二钱） 熟地（五钱） 麦冬（一钱） 甘草（一钱） 丹参（二钱） 醋白芍（二钱） 怀牛膝（一钱） 乌梅（五个）

水煎服。

◉加减一阴煎

生地（二钱） 白芍（二钱） 麦冬（二钱） 熟地（三钱） 知母（一钱） 地骨皮（一钱）

◉清燥养荣汤

知母（二钱） 花粉（二钱） 白芍（一钱） 甘草（一钱） 陈皮（一钱）

生地（三钱） 当归身（三钱）

灯芯引。

【校注】

① 洞下：峻下，大下，使泻下如从洞中出。

② 端：终究，端的。

鼻衄

鼻衄，热证也。内热蒸腾，灼及于肺，则鼻衄之证成矣。

各经之血，皆趋于肺，则大衄矣。阴虚内损之人，水亏于下，火炎于上，间有见为鼻衄者，此虚热证也。治以滋阴壮水以制火，一阴煎甚为相宜，必重加乌梅以敛之，庶几血可立止。如药难猝制，先用白糖一两，开水冲服，加乌梅更好，即所谓独梅汤也。血止之后，须服一阴煎数剂，以壮水之源。或乌梅四物汤，亦甚相宜也。气血壮盛之人，饮食停积，因实生热，或食芥、蒜辛热之物，亦有见为鼻衄者，此实热证也。当方衄之时，不及治实，迨既衄之后，热因衄而已泄，亦不必治实，此证可以勿药。但以龙骨散或百草霜吹入鼻中，或裹成纸卷塞之，血止即愈。如果大衄，则一阴煎、独梅汤亦甚相宜。血止之后，亦须多服数剂。缘[①]大衄则实亦变而为虚，亟须滋养也。此外如大劳、大怒，血热上涌，亦有见为鼻衄者，均可以前方治之。从来病之趋虚，如水之就下，凡证皆然，衄亦如是[②]。既有此证，遇热即行举发，须预为防之。但觉肺经有热，如皮肤燥痒，寝不成寐之类，即服预止鼻衄汤数剂。龙骨散亦须随身佩带，以备不虞[③]也。瘟疫鼻衄，乃应下失下所致。此证以瘟为主，但治瘟而衄自止。且瘟热因衄而泄，瘟之为势转轻，即治瘟，亦不必大剂矣。

◉龙骨散

龙骨（煅，五钱）

为细末，吹鼻中，或纸裹成卷，切成段，塞鼻中。

◉预止鼻衄方

黑荆穗（研，二钱）　大生地（五钱）　酒芩（二钱）　麦冬（三钱）　南薄荷（二钱）　黑地榆（二钱）　元参（三钱）

灯芯（二十寸），竹叶（十三片）为引。

◉一阴煎

生地（二钱）　醋白芍（二钱）　熟地（五钱）　麦冬（二

钱）　甘草（一钱）　丹参（二钱）　怀牛膝（一钱）

加乌梅（三个），水煎服。

◉乌梅四物汤

当归身（炒，五钱）　醋白芍（炒，三钱）　生地（五钱）　熟地（五钱）　乌梅肉（一钱）

◉独梅汤

乌梅肉（三钱）　白糖（一两）

开水冲，微温服。

【校注】

① 缘：因，因为。

② 如是：如此。是，此，这样。

③ 不虞（yú　鱼）：不测，没有预料，虞，预料。

鼻　渊

鼻渊，热证也；虚证也。其责在肺。内经谓胆移热于脑，则辛频鼻渊[1]。此术士假托妄议，原不足凭。王太仆谓脑液下渗，则为浊涕，涕下不止，如彼水泉，故曰鼻渊。脑能渗乎？戴复庵[2]治此证，用补脑散，脑可补乎？此皆惑于术士荒诞之说[3]，而妄为附和者也。刘河间治鼻渊，用防风通圣散，加薄荷、黄连。此散中有硝、黄，是以鼻渊为实证矣。张景岳谓鼻渊脑漏。新病者多由于热；久病者未必尽为热证。漏泄既久，伤及髓海，则气虚于上，头脑隐痛，非补阳不可。宜十全大补汤、补中益气汤主之。此方中有参、桂，是以鼻渊为寒证矣。学究尝汇众说而核之[4]。窃[5]谓鼻渊者肺证也，不在胆，亦不在脑。虚证也，不宜硝，亦不宜黄。阴虚内热之证也，不宜参，亦不宜桂。即谂[6]其证之为虚，而施之以补，亦宜补血，而不宜补气。《石室秘录》所载：清金消毒汤，诚鼻渊对证之剂也。夫鼻为肺窍，肺经有寒，则鼻流清涕；肺经有热，则嗽吐黄痰，此证鼻流涕而多稠浊，其为肺经之热也，明矣。肺为清虚之府。其中不容一物，如果有热，亦系虚热，无可攻下。因虚生热，而成鼻渊。治此证者，补虚而兼清热，庶两得之。此方乃治肺痈之主剂。鼻渊与肺痈见证不同，为病则一。一方而两用之，正不嫌于假借耳。

◉**清金消毒饮**

当归身（生，七钱）　金银花（三钱）　粉甘草（三钱）　麦冬（三钱）　元参（三钱）

【校注】

① 辛頞（è 饿）鼻渊：由于此病多涕、鼻梁辛酸，故名。頞，鼻梁。

② 戴复庵：即戴熠。宋元时期温州（今浙江温州）人，宣奉大夫龙图阁学士戴溪之孙。戴熠咸淳年间（1265—1274）任临安知府录，兼精医术。谢太后得异疾，舌伸不能缩，熠应召诊治，敷以“消风散”，立愈。太后大喜，以侄女妻之。宋亡，熠弃官学道术，游于龙虎山。

③ 荒诞之说：荒唐错误的理论。

④ 核之：审察，审核。

⑤ 窃：古时自谦词。

⑥ 谂（shěn 审）：知悉，熟悉。

胃气痛

胃气痛，虚证也。其痛在脐腹以上，胸膈之间。时作时愈。愈则安然无恙；偶有拂逆[①]则复作。或一半日即愈，或三数日方愈。愈后仍无恙。此证非食、非水、非痰、非血，乃气也，乃肝气也。非肝气之有余，乃肝血之不足。虚证也。阴虚血燥，肝气妄动，木克土之证也。脾属土，胃亦属土，最畏肝木之克。肝藏血，血燥则肝张，而肆行克制。胃受制则气阻，而痛作矣。治此证者，急宜敛肝。方书中有白芍甘草汤，用之颇效。盖醋炒白芍，有滋阴敛肝之功。甘草味甘，甘先入脾，且能和中故也。以乌梅易白芍，名乌梅甘草汤，用之尤效，往往一服即愈。愈后服乌梅四物汤数剂，每夕服独梅汤一杯，则此证不复作矣。方书谓当胸之下，歧骨陷处，属心之部位。其发痛者，则曰心痛。又谓心不受邪，凡有痛者，皆包络也。又谓心痛有九种：一曰气，二曰血，三曰热，四曰寒，五曰饮，六曰食，七曰虚，八曰蛊，九曰疰[②]，各有治法，见《医学心悟》。核[③]其方药，恐未必效。惟友人任一如传诵治心痛歌云：三个乌梅两个枣，七个杏仁一处捣；加上一杯黄酒饮，不害心痛直到老。屡屡施之，甚有捷效。其用乌梅，与鄙意自属相同。用枣取其色红入心也，然味甘入脾且和中，亦与甘草相类。惟用杏仁，不知所取何意？有谓杏仁降气者，或者气降，则痛愈耶。既已施之屡效，自应照方录之，不必增减也。窃[④]谓心包何以能痛？殆[⑤]亦胃气痛乎？庸[⑥]特附其方于胃气痛之后。

◉**白芍甘草汤**

白芍（醋炒，一两） 甘草（三钱）

◉**乌梅甘草汤**

乌梅肉（五个） 甘草（五钱）

◉**乌梅四物汤**

当归身（炒，五钱） 醋白芍（三钱） 熟地黄（三钱） 乌梅肉（三个）

◉**独梅汤**

乌梅肉（三个） 红糖（一两），开水冲，微温服。

【校注】

① 拂逆：不顺心，不如意，有违自己的意愿。

② 疰（zhù 住）：即疰恶心痛，一种烈性传染病，为致命重证。

③ 核：审察，审视。

④ 窃：旧时自谦词。

⑤ 殆（dài 带）：差不多。

⑥ 庸（yōng 拥）：犹“乃”，于是。《尚书·益稷》：“帝庸作歌。”

肝气痛

肝气痛，虚证也。其部位在胸偏左。筑筑跳荡[①]，膨膨撑胀，按之无物，拍之如鼓[②]。其痛不专在胸，能上冲于首，为头眩、眼黑。窜于肩；串于背；及于腰臀，分布于臂膊；下注于胫股。横冲直撞，直无定处。若夫，上中下三焦，更其随便游行，恣意盘踞之所也。至于克制脾土，使饥不得食，食不得化；渴不能饮，饮不能消，以致诸证丛生，尤其惯技耳。故方书谓诸病多生于肝。又谓肝为五脏之贼，如人中之小人。以予视之，肝之为患，倍甚于贼。贼可剿，肝不可剿也。其贻戚[③]倍甚于小人，小人可迸[④]，肝不可迸也。然而非肝之咎，阴血不足故也。肝藏血，血足则气静，血亏则气躁，躁而妄动，乃肝气之常。一遇触忤[⑤]，则躁动更甚，肝气动，而各经之气随之：外而肢体、内而脏腑，全无静谧之区[⑥]矣。患此证者，肝脉必大。方书按其证，本其脉，制为平肝泻肝各方剂，施以柴胡、青皮、郁金、香附各药品，直视肝气为有余之证，且以损其有余，为主治之方矣。不知愈损则肝愈虚，肝愈虚则气愈躁，而痛愈甚也。名医车载斗量，方书汗牛充栋[⑦]，一脉相传，谁敢异议？肝经之厄曷[⑧]其有极也！知梅学究本儒书以究医理，于肝经病证，洞若观火[⑨]，特制乌梅四物汤，注意在滋阴、生血、敛肝。肝气鸱张[⑩]，以乌梅之酸敛约束之。肝血枯槁，以归、黄之甘润滋养之。肝性虽狂悍，饵之以此，竟已俯首贴耳就物范围，诸证悉不作矣。此中机括[⑪]，类非术士所能见及[⑫]。儒书中所谓欲并生者哉，正此义也。用方既已屡效，立论亦不从谦，非欲与古人争胜也。以儒生而亲术士之事，特降心相从，甘自贬损耳。奉告同人，慎勿以医目我[⑬]。

◉乌梅四物汤

当归身（炒，一两）　白芍（醋炒，三钱）　熟地（三钱）　生地（三钱）　乌梅（去内壳，三个）

【校注】

① 筑筑跳荡：像捣土的杵一样地跳动。筑，捣土的杵。《史记·黥布列传》："项王伐齐，身负板筑，以为士卒先。"

② 拍之如鼓：叩之如鼓。用手指叩击，发出鼓样声音。

③ 贻戚：遗留给人的痛苦。

④ 迸（bǐng 并）：通"屏"。驱除。《礼记·大学》："迸诸四夷。"

⑤ 触忤（wǔ 午）：意即遇到不顺心的事。忤，逆，不顺从。

⑥ 静谧（mì 密）之区：安静的地方。静谧，清静，安静。

⑦ 汗牛充栋：形容书籍很多，搬运时可使牛出汗，收能塞满屋子。柳宗元："其为书，处则充栋宇，出则汗牛马。"

⑧ 厄曷（èhé 恶何）：意为抑制。厄，阻塞。曷，通"遏"，止。

⑨ 洞若观火：形容看得清楚明白。

⑩ 鸱张：解见卷一虚实篇。

⑪ 机括：奥妙，奥秘。

⑫ "类非"句：意思是说，这其中的深奥道理，不是术士所能理解的。见及，理解，明白。

⑬ "慎勿"句：意思是说，我是以儒生的身份，融会儒家思想，从事医学事业，请不要仅仅以医生来看待我。

胁痛

胁痛有实、有虚。实者食也，虚者气也，血也。实证胁痛，必坚硬成块，胀满拒按，凡食积皆然。而瘟疫失下，邪热附丽于食，停积于胃，尤多此证，以吴氏三消饮下之即愈。其重者为结胸，须小承气汤加瓜蒌，或黄龙汤方能下。若但系食积，大和中饮加大黄足矣。此实证胁痛之治法也。若夫虚证胁痛，其病皆属不足，而其证皆似有余。气虚胁痛者，其名为瘕，瘕者假也，空虚无物，忽聚忽散，其痛作止不常，男妇皆有之。血虚胁痛者，其名曰癥。癥者征也，尖圆成形，聚而不散，其痛绵延不休，妇科多有之。方书治此二证，不外破气、破血，如排气饮、推气散，皆常用之方也。三棱、莪术，皆常用之品也。皆视气血为有余者也。气血能有余乎？但无亏乏，即已流通舒畅，其不流通舒畅者，皆气血亏乏之所致，虚证也。万万不可破者也。试以气虚胁痛论之：气主于肺，气每动于肝；肝主怒，肝气动则诸经之气皆动矣。其蓬蓬勃勃，正由气不归经，如鸟兽散还，奠定安辑犹恐不及，尚可剿杀诛戮乎[①]？更以血虚胁痛论之：血旺则流通，血亏则阻滞。阻滞不行，则为癖、为块。日增月盛，则作祟肆虐，拥于上焦，则胁痛之证作矣。故癖块之壅滞，一如舟舰之浅搁，水旺则舟行，血旺则块消，此岂饮食之积，外来之患，可攻之而去者乎？以上一证，虽有气虚、血虚之分，学究治之，换方不换药，一以乌梅四物汤为主。胁痛而空虚无物者属气虚。用熟四物汤敛肝气，养肝血。气以血为体，血足则气静而痛愈矣。胁痛而为癖、为块者，属血虚。用生四物汤，略加牛膝，养血敛肝，而兼导滞。血旺滞行，而痛愈矣。此虚证胁痛之治法也。皆曾施而已效者，故备录之。

◉吴氏三消饮

槟榔（三钱）　厚朴（捣，二钱）　知母（一钱）　黄芩（炒，一钱）　白芍（炒，二钱）　草果仁（炒，研，二钱）　甘草（一钱）　羌活（二钱）　葛根（二钱）　柴胡（一钱）　川大黄（五钱）

姜（三片），枣（二枚）为引，或加枳壳（三钱）。

◉小承气汤

枳实（三钱） 厚朴（二钱） 川大黄（五钱） 全瓜蒌（半个）

水煎服，《石室秘录》用瓜蒌治结胸，加甘草以缓之。

◉黄龙汤

大黄（三钱） 厚朴（二钱） 枳实（三钱） 甘草（一钱） 党参（三钱） 当归（三钱） 芒硝（一钱）

生姜（五片）、大枣（一枚）为引。

◉熟四物汤

当归身（炒，五钱） 白芍（醋炒，二钱） 熟地（三钱） 乌梅肉（三个）

◉生四物汤

全当归（生，一两） 生白芍（三钱） 生地（三钱） 乌梅肉（五个） 怀牛膝（三钱）

【校注】

① “奠定”两句：用安抚之法尚且不行，还能用屠杀的办法吗？奠定安辑，用安抚的方法使之稳定，喻敛肝气，养肝血之法。剿杀诛戮，用屠杀的办法镇压，喻行气破血之法。

腹痛

腹痛之证，寒者居多。有寒而兼热者，霍乱是也；有寒而兼实者，内伤饮食是也。二证俱有专条，方论业已见前。至若寒而兼虚，多系气血本虚，更复受寒，俗所谓阴证是也。其证率由入房之后[①]，误食生冷；或冒风雨，寒气乘虚而入，凝聚于脏腑之中。是以脐腹绞痛。甚者唇、舌、爪甲皆青，最为危候。治此证者，急宜补虚暖寒。先用炒盐一斤，熨于患处，如其痛减，则为阴寒无疑。六味回阳饮，正其对证之方也。甚则加以肉桂。按方书肉桂温补命门，治心腹寒气，脐腹疼痛，一切沉痛痼冷之病。附子禀雄壮之质，有斩关夺隘之能，善走诸经，除沉寒、暖五脏、回阳气，本草极赞之，古方多用之。学究谓此二物，纯阳大热，体察病情，宜服之者甚少。惟阴证腹痛，乃沉寒痼冷之证。必须纯阳大热之药，方能救援也。桂、附与参、芪并用，得阳气之助，其力愈猛；与归身、地黄并用，得阴气之和，其性稍柔。六味回阳饮中有归、黄，可以略施维持，不致孤阳发越变生虚衰。虚寒腹痛，得其温补，一剂即愈矣。此外更有虫证腹痛，方书谓唇有斑点，饥时痛甚者是。其虫盖由饮食停滞，湿热郁积而生，有蛔虫、寸白虫之别。宜用化虫丸消之，或遇仙丹下之。医书成方，亦自可取。当见证之初，气血尚强，消之、下之，自当虫去而痛止，此亦实证腹痛之类也。若患病既久，肌肤消瘦，则为虚证，正恐不任攻伐耳。窃谓虫积与血积，正复相似，以治血积之加味四物汤施之。滋阴以养正，导滞以除邪，腹中之虫，或不攻而自下也。此证本属罕见，姑[②]存此说云尔。

◉**六味回阳饮**

党参（一两）　当归身（炒，五钱）　制附子（二钱）　炮干姜（一钱）　炙甘草（一钱）　熟地（一两）

水煎服，或加肉桂(二钱)。

◉**化虫丸　方见《医学心悟》**

大黄（酒浸，一两）　木香（五钱）　槟榔（一两）　芜荑（一两）　白术（土炒，七钱）　陈皮（七钱）　神曲（五钱）　枳实（三钱）　白雷丸（一两）

共为末，苦楝根、猪牙皂角（各二两），煎汁为丸，空心，沙糖水送下，每服三钱，孕妇勿服。

◉**遇仙丹**

槟榔（三两）　三棱（三两）　莪术（三两）　黑丑（三两）　白丑（三两）　木香（二两）　甘草（一两）　川大黄（六两）

水丸，每服二钱，孕妇勿服。

◉**加味乌梅四物汤**

白芍（生，三钱）　生地（三钱）　全当归（三钱）　牛膝（三钱）　乌梅（去壳，五个）

【校注】

① 入房之后：性交之后。

② 姑：姑且，暂且，暂时。

腰痛

腰痛，虚证也，寒证也。有因风而得者，有因湿而得者矣。要惟气血本虚，不能与邪气相敌，外邪斯[①]得而乘之，故其证为虚。风湿相感，气血凝滞而不流通，故其证为寒。用续命汤以散风，风已过而不留，所散才皆元阳也。用肾著汤以渗湿，湿已去而无迹，所渗者皆元阴也。轻病治成重病，职此[②]故也。治此证者，惟在补气、补血、暖寒而已。补气之品，莫良于参、芪。补血之品，莫良于归身、熟地。至于附片、桂心，能除沉寒痼冷，且能流通气血，可以为佐；羌活虽非虚证所宜，然能利周身百节之痛，可以为使；山萸肉、杜仲、枸杞，皆肾经药品，可为向导。此方以大补元煎加减，诚补虚、暖寒之主剂也，以治虚寒腰痛，甚为相宜。数剂之后，除去桂、附、羌活而常服之，自无腰痛之患矣。他如瘟疫初起，腰痛独甚，传变多危，治瘟药中宜重用知母。天花初起，腰痛独甚，其证亦危。治痘药中亦宜重用知母。若夫颠踬[③]腰痛，伤也，非病也，当作别论。劳倦腰痛，伛偻[④]不能直腰，伤也，即病也，加减大补元煎，自可酌用。至于冲、任、督、带之说，乃名医杳冥惝恍之谈[⑤]。儒生不欺人，亦不受名医之欺焉。

◉加减大补元煎

党参（三钱）　口芪（炙，三钱）　当归身（炒，五钱）　熟地（五钱）　桂心（冲，一钱）　附片（制，一钱）　羌活（二钱）　乌梅肉（三个）

【校注】

① 斯：则，乃。《论语·述尔》："我欲仁，斯仁至矣。"

② 职此：主要在这里。职，主要。柳宗元《天爵论》："然圣贤之异愚也，职此而已。"

③ 颠踬（diānzhì 掂质）：倒仆，下跌。《资治通鉴·隋炀帝大业元年》："既战，伪北；林邑逐之，象多陷地颠踬。"

④ 伛（yǔ 雨）偻：腰背弯曲。出自《淮南子·精神训》："子求行年五十有四，而病伛偻"。

⑤ 杳冥惝恍（yǎomíngchǎnghuǎng 咬明厂谎）之谈：无法验证的模糊不清的鬼话。杳冥，高远而不能见的地方。惝恍，模糊不清。

身痛

身痛有实证、有虚证、有虚实相兼之证。实证者邪气实也，风寒之外感，瘟疫之初觉[①]是也。此等身痛，必见诸表证：如憎寒、发热之类。方论已见瘟疫及外感风寒各篇中，兹[②]不复述。虚证者元气虚也，男科之虚损，女科之劳瘵是也。此等身痛，必见诸里证：如骨蒸、潮热之类。治之之法：以滋阴养血为主，乌梅四物汤，久服自愈。其虚实相兼者，方书所谓痹证是也。《内经·痹论》曰："风寒湿三气杂至，合而为痹。"风气盛者为行痹，寒气盛者为痛痹，湿气盛者为著痹。《医学心悟》曰：行痹者游走不定也；痛痹者筋骨挛痛也；著痹者浮肿重坠也。治行痹者，散风而兼补血。所谓治风先治血，血行风自灭也；治痛痹者，散寒而兼补火，所谓寒则凝滞，热则流通，痛则不通，通则不痛也；治著痹者，燥湿而兼补脾，盖土旺则能胜湿，气足自无顽麻也。通用蠲[3]痹汤，寒盛者加附片，湿盛者加防己、萆薢、薏仁。学究按此论不为无见，其方亦不无可取。当身痛见证之初服之，自可有效。独是患此证者，必系气血亏乏，故外邪得而乘之，是虚在未病之先矣。若日久失治，气血更复消耗，是虚在既病之后矣。风、寒、湿乃邪气之实，气血亏乃元气之虚，正所谓虚实相兼者也。逐邪则正气愈伤，扶正则邪气自除。治此证者，宜轻视实而重视虚。张景岳之三气饮，诚此证之主方，其大补元煎，亦可加减而借用也。

◉蠲痹汤

羌活（一钱，行上力大）　独活（一钱，行下力专）　桂心（五分）　秦艽（一钱）　当归（三钱）　川芎（七分，治血）　甘草（炙，五分）　桑枝（三钱）　乳香（透明者，八分）　海风藤（二钱）　木香（八分，止痛，须理气也）

◉加减三气饮

归身（炒，五钱）　枸杞（炒，三钱）　杜仲（三钱）　熟地（三钱）　木瓜（三钱）　茯苓（一钱）　白芍（酒炒，一钱）　肉桂（一钱）　独活（一钱）　白芷（一钱）　炙草（一钱）　附片（一钱）

姜（三片）为引。

◉加减大补元煎

党参（三钱）　口芪（炙，三钱）　当归身（炒，五钱）　熟地（五钱）　桂心（冲，一钱）　附片（制，一钱）　羌活（二钱）　山萸肉（炒，三钱）　乌梅肉（三个）　杜仲（炒，二钱）　枸杞（炒，二钱）

水煎服，或以煨姜（五钱）易桂、附亦可。

【校注】

① 初觉：疾病初起的感觉，亦即初起的症状。

② 兹：此，此处，这里。

③ 蠲（juān 捐）：除去。

便血

便血，热证也，虚证也，阴虚内热之证也，肝脾二经之证也。或因劳而成，或因怒而成，或因酒而成。其血必在便后。若未便先下血者，乃疮、乃痔，指为便血则误；与便相兼，与脓相兼者，乃红痢，指为便血则亦误。便血者大便之后，下血数点无他痛楚，但日见消瘦耳。其病不在大肠、广肠，而在肝与脾。脾统血，肝藏血，肝与脾各得其所，则血自安其常。血之随便下注也，统血者不能统，藏血者不能藏也。脾与肝两失其职，而其责尤重在肝。阴虚则肝燥，内热则肝张，肝气动则肝血随之而动，肝木肆克，脾土因以受伤，既不能藏，又不能统，斯[①]便血之证成矣。此证虽虚而不可补，补则助热；虽热而不可寒，寒之热仍不退，而虚先不堪。治此证者，惟[②]在滋阴而已。阴足则热退，阴足热退，则肝复其故[③]，脾安其常，而血已归其经矣。急治之法，尤在敛肝，阴难骤足，而肝可即敛，乌梅四物汤，滋阴而兼敛肝，与便血之证甚为相宜。略加党参以事升提，尤为允当。至于地榆、槐花，皆古方所常用者，术士之见，知当然而不知所以然，不过迁延敷衍，待病势既衰而自愈耳。若夫知、柏、芩、连，大寒之品，乃虚热病证所宜切戒者。王太仆云："寒之不寒，责以无水，壮水之主，以镇阳光。"此治虚热之定论。乌梅四物汤，即可为滋阴之主剂，亦即治便血之主方也。

◉乌梅四物汤

当归身（炒，一钱）　白芍（醋炒，三钱）　熟地（三钱）　生地（五钱）　乌梅肉（三个）

水煎服。当归身生用则滑肠，炒枯则助燥，宜微炒。头尾俱不可用。熟地忌酒蒸，忌砂仁炒。

◉樗皮丸　治便血甚效

白椿根皮（一两）

晒干为细末，炼蜜为丸，每服一钱，开水送下。白椿即臭椿根上白皮，味最苦，性最凉。

◉加减养心汤　治便血日久，心嘈、食减等证

大熟地（五钱）　潞党参（三钱）　干麦冬（去心，三钱）　熟枣仁（研，三钱）　五味子（研，一钱）　大乌梅（囫囵，三个）　黑地榆（三钱）　炙甘草（二钱）　炙口芪（三钱）　莲房（三个）　大枣（二枚）

◉加减养心丸

当归身（生，五钱）　醋白芍（三钱）　大生地（五钱）　大乌梅肉（五个）　干麦冬（去心，五钱）　酸枣仁（炒，五钱）　辰砂（为衣，五分）

共为细末，乌梅四物汤熬膏为丸芥子大，每服二钱，开水送。

【校注】

① 斯：此，这。

② 惟：只。

③ 肝复其故：肝脏恢复原来的状态。指肝不燥、不张、不气动，不再肆虐而克脾土。

脱肛

脱肛，虚证也。有虚而兼寒者，有虚而兼热者。泻痢日久，中气下陷，每有脱肛之证，则其为虚也明矣。其肿胀下坠者，虚而兼热也；其肌肤消瘦，面色㿠白[①]，下利完谷者，虚而兼寒也。虚而兼热之脱肛，忌用寒凉之药。盖虚热之热，热为标，虚为本，宜注意治虚，不宜注意治热也。虚而兼寒之脱肛，忌用燥热之药。盖此寒非外至之寒，亦非在中之痼冷沉寒，乃因虚生寒，宜温润不宜燥烈也。方书治脱肛之证，多用补中益气汤，术士依方施治，不甚见效。盖此方中有陈皮、柴胡，陈皮开气，已非正气虚者所宜；柴胡散邪气，亦散正气。外感之证，用以逐邪，甚为有力。正气虚者用之，则大不堪[②]矣。必删去陈皮，以乌梅之敛，易柴胡之散，此方乃纯而无疵，脱肛之证用之，乃有捷效也。虚而无寒者加炮姜，虚而兼热者加生地；其虚之甚而孤阳外越者，加黑姜炭。盖姜之为物，生用则解表，煨用则温中。干者炒黄为炮姜，其性大暖，故脱肛而虚寒相兼者宜之。干者炒黑为姜炭，能治虚热，故脱肛而虚热特甚者宜之。

究之治寒、治热，皆治其标，补中益气，乃治其本。此证小儿最多，勿谓小儿无虚证，置补中益气汤而不用也。

◉加减补中益气汤

当归身（炒，五钱） 党参（五钱） 白术（炒，三钱） 黄芪（炙，三钱） 炙草（一钱） 乌梅肉（五个） 升麻（蜜炙，一钱）

大枣（二枚）为引，或加炮姜（钱半），或加姜炭（钱半），临证酌之。否则照原方用生姜（三片）为引。

【校注】

① 晄（huǎng 谎）白：谓面色白而不润，属脾虚气血不足。

② 堪：胜任，禁当。

痔

痔，热证也，虚证也。相火妄动，蓄而不泄，邪热溢于小肠则为疝；邪热溢于大肠则为痔。初发微痒、微痛、微肿，形为枣核，其时证系纯热。用清凉药品，煎水温洗，敷以紫金锭，热退即愈，此痔之权舆[①]也。根蒂既成，则随时萌动，但有湿热，即归于大肠，而肿痛交作，数作之后，遂成痼疾[②]矣。有此疾者，最忌发怒，且忌受劳，劳与怒皆能伤气。气受伤则下陷，痔证随肛脱出，累累然如珠贯穿，不能收复，血水常流，痛如火炙，此痔之梗概也。方书有溃则为漏之说，洵[③]足骇人听闻；有肠风藏毒之名，亦可眩人耳目。有艾灸之法，是以火济火也。有药线之制，是以毒攻毒也。名医之心诚可佳，名医之识诚可笑也。奉告有痔之士，宜将各种方论，一笔抹煞，取治虚热脱肛之加减补中益气汤服之，或当有效。夫痔之为病，本甚轻微，初为热证，但外治以清凉即愈。继为虚、热相兼之证，升提以补气，滋阴以清热则愈。古名医治此证，亦有用补中益气汤者，乃兼以陈皮之行气，杂以柴胡之散气，是盖于证之宜攻宜补，药之是补是泻，究竟未曾分清，而以调停为得计也，是之谓庸医。

◉加减补中益气汤

党参（五钱） 白术（炒，一钱） 黄芪（炙，三钱） 炙草（一钱） 当归身（炒，五钱） 升麻（炙，一钱） 生地（五钱） 乌梅肉（三个）

【校注】

① 权舆（quányú 全鱼）：萌芽，开始。

② 痼疾：积久不易治的病。

③ 洵（xún 寻）：诚然，实在。

秘结

秘结，实证也，然有因虚而成者。且有专证、兼证之分：当审其在中焦、下焦，然后可以施治。所谓实证者何？瘟疫失下，邪热结聚等类是也，此即所谓兼证。盖瘟疫其本病，而秘结其兼见者也。如在中焦则为结胸；如在下焦则系燥矢，方药已载瘟疫类中，兹不复述。此外如阳脏之人，当少壮之日，食物不检，饮酒过度，实热结聚，亦成便秘之证。其证在于中焦，胸腹胀痛，坚硬拒按，是其确据。调胃承气汤，送遇仙丹，最为相宜。此等便秘，皆实证也。若夫年老之人，久病之人，阴血亏乏，津液不足，亦有患秘结者。秘结原系实证，此等秘结，则因虚而成者也。若不兼他证，专见秘结，万万不可攻下，宜以滋阴养血为主。下焦不觉重坠，肛门亦无痛楚，其证仍在中焦。加味四物汤，渐施滋养，自然滑润而下矣。他若尫羸[1]之儿，值荒歉之岁[2]，专食糠谷，苟延性命[3]，其物枯燥艰涩，运送不出，亦成秘结之证，此不可以病论，亦不可以药医。其结填塞粪门之中，且散遗于粪门之外，可以望之而见，可以探之而出也。总之秘结之证，实者宜攻下，虚者宜滋养；在中焦者宜药饵，在下焦者宜探取。方书中治下焦秘结，有猪胆导法，然不如麦麸半斤，皂角一两，煎水导之为愈也。

◉加减四物汤

当归身（生，一两）　熟地（三钱）　白芍（生，三钱）　肉苁蓉（洗净，一钱）　火麻仁（三钱）　怀牛膝（三钱）

◉调胃承气汤

大黄（三钱）　芒硝（二钱）　甘草（一钱）　水煎送遇仙丹。

◉遇仙丹

槟榔（三两）　三棱（三两）　莪术（三两）　黑丑（三两）　白丑（三两）　木香（二两）　甘草（一两）　川大黄（六两）

水丸，每服二钱，孕妇勿服。

【校注】

① 尪羸（wānglěi 汪雷）：瘦弱。

② 荒歉之岁：指受灾而庄稼歉收、灾荒之年。

③ 苟延性命：姑且延长性命。苟，姑且，暂且。

癃闭

癃闭，热证也。有实热，有虚热。实热癃闭，必大渴引饮，大便燥结。患此证者，多系气血壮盛之人；虚热癃闭，必不烦躁，不多饮水。患此证者，多系气血衰弱之人。方书谓小水[①]不通，是为癃闭，此最危最急之证也。水道不通[②]，则上侵脾胃而为胀，外侵肌肉而为肿；泛及中焦则为呕；再及上焦则为喘，其说诚为不谬。治此证者，大率[③]主于清热利水，如泽泻、车前，皆必用之品也。八正散、七正散皆常用之方也，施之少壮之人。实热之证，自系正治，倘证系虚热，则寒凉非所宜，疏利非所堪矣。若夫年老之人，阴竭之甚，别无他证，单患癃闭，则清热而无热可清，利水而水愈不利，此尤不可正治者也。方书谓命门火旺，则膀胱之水通；命门火衰，则膀胱之水闭。徒[④]助命门之火，又有阳旺阴消之虑，宜于水中补火。方用八味地黄汤。说见《辨证奇闻》[⑤]，又谓真阳下竭，元海无根，水火不交，阴阳否隔[⑥]，宜加减金匮肾气汤，大剂煎服，庶[⑦]可挽回。盖阳气亏甚，得热则行，惟桂心、附片，能使水因气化，说见《景岳全书》。以上二方，均属可取。独是病人阴虚尚可治，老人阴竭则难治，《东医宝鉴》[8]谓老人小便不通，多是气短血少，宜四物汤加参、芪，吞滋肾丸，此亦不得已之极思也。若夫实热癃闭，服清热利水之剂而不效者，宜分清饮重加大黄，甚则加以二丑，但得大便通利，则热随大便而泄，小便将自利矣。明修栈道，暗渡陈仓[9]，亦一奇也。又戴人[10]治小儿癃闭至急，用调胃承气汤加二丑头末，兼用瓜蒂散探吐之，吐泄交作，脓血并出而愈，见《东医宝鉴》。

◉八正散

车前　木通　滑石　山栀　大黄　瞿麦　萹蓄　甘草　各等分

◉七正散

车前　赤茯苓　山栀　木通　胆草　萹蓄　甘草梢（各二钱）

加灯芯、竹叶，水煎服。

◉八味地黄汤

熟地（一两）　萸肉（五钱）　丹皮（三钱）　山药（五钱）　泽泻（三钱）　茯苓（五钱）　肉桂（二钱）　附子（一钱）

水煎服。分两照《辨证奇闻》。

◉加减金匮肾气丸

八味地黄汤加怀牛膝、车前子（各三钱）。

◉四物汤加参芪

当归身（五钱）　川芎（二钱）　白芍（三钱）　熟地（三

钱）　党参（三钱）　炙芪[11]

水煎送滋肾丸。

◉滋肾丸

知母　黄柏　肉桂　各等分，共为末，炼蜜为丸，每服三钱。

◉大分清饮加大黄

茯苓（三钱）　泽泻（二钱）　木通（二钱）　猪苓（二钱）　栀子（二钱）　枳壳（炒，三钱）　车前子（炒，三钱）　生大黄（五钱）

◉调胃承气汤

大黄（三钱）　芒硝（二钱）　甘草（一钱）

◉瓜蒂散

甜瓜蒂　赤小豆（各等分）

共为末，热水调，量虚实服。

【校注】

① 小水：小便。

② 水道不通：指小便不利，甚或小便癃闭。

③ 大率：大概，大约，几乎。

④ 徒：只。

⑤ 《辨证奇闻》：见《呃逆》篇。

⑥ 否隔：痞塞不通，阻滞不通之意。否，通“痞”。

⑦ 庶：或许。

⑧《东医宝鉴》：由朝鲜人许浚撰，辑录选摘中国医籍而成，23卷。书中将疾病分为内景、外形、杂病三大类，每类记述多种病证的症候、病因、治法、方剂、单方和针灸治疗等内容，此外另有汤液篇论述本草，针灸篇介绍针灸法及经络腧穴。

⑨明修栈道，暗渡陈仓：据《史记·高祖本纪》载，公元前206年，刘邦攻下咸阳，被项羽封为汉王，带着人马到南郑去，途中烧毁了栈道。不久绕道北上，在陈仓（今陕西宝鸡东）打败秦将章邯的军队，又回到咸阳。后用来比喻用假象迷惑对方以达到某种目的。此处指用泻下法而泄热，但实际以通利小便的治法。

⑩戴人：即张从正（约1156—1228），字子和，号戴人。金代睢州考城（今河南兰考、民权一带）人，用药偏主寒凉，善用汗、吐、下三法，被后世称之为"攻下派"。他于兴定年间（1217—1221）被召补为太医，不久辞去，与麻九畴、常德等士人，谈论医理，同时给民众治病，著有《儒门事亲》十五卷，大行于世。

⑪炙芪：原书缺剂量。

淋浊

淋浊，热证也，虚证也。稽[①]之方书，浊有二：曰赤浊、曰白浊。淋有五：曰气、石、血、膏、劳。赤浊属热，抽薪饮主之；白浊属寒，八味丸主之。气淋劳倦即发；血淋遇热即发。五淋散主之，方书之治淋浊，率不外此。学究以为赤浊、白浊皆热也，皆虚热也。阴虚水亏，水不足以制火之所致也。赤浊者热之甚；白浊者热之微。治白浊而用桂心、附片，热证而予以热药误矣；治赤浊而用黄芩、黄柏，虚证而予以寒药亦误矣。至于淋证，亦系虚热，不止有五，亦不必区分为五。五淋散用茵陈、茯苓，意在渗湿；用木通、滑石，意在利水以渗湿。利水之方，治阴虚水亏之证尤误矣。治淋浊者，宜以滋阴为主。水足则火息，而热自退，热退则浊者澄，淋者通。惟生四物汤去川芎，加乌梅最为相宜。凡患淋浊之人，类皆虚烦不寐，服此药当夕即能安寝，则是药证相投。再服数剂，如源泉得雨，势将汩汩②来矣。倘热势壮盛，方中加知母、怀牛膝均可。若夫年老之人，虚弱之人，小便频数，滴沥不止，乃气虚不能收摄。其证虚而不热，不可作淋证治，宜用加减补中益气汤升提之。二方一升一降，临证慎勿误用。

◉加减生四物汤

当归身（生，五钱） 生地黄（五钱） 生白芍（三钱） 乌梅肉（三个） 知母肉（三钱） 怀牛膝（三钱）

◉加减补中益气汤

潞党参（五钱） 炙口芪（三钱） 炙甘草（二钱） 炙升麻（一钱） 炒当归身（三钱） 熟地（三钱） 醋白芍（二钱） 乌梅肉（三个）

【校注】

① 稽（jī 基）：考核，考查。

② 汩汩（gǔ 谷）：水流的样子。此指小便通利。

遗 精

遗精，热证也，虚证也。肾水不足，肾火妄动之证也。患此证者，类皆身体单弱，性情浮动之人。始则向晦宴息[①]，不安于寝，辗转反侧，久不成寐。此盖肾火如焚，心火亦炽，熏灼煎熬，真阴业已亏损，既寐之后，阴血不能滋养，心神不能安贴，游梦戏动，一切幻境，俱成真境矣。此证甚多，治之之方亦不少：曰涩、曰固、曰培补先天，迂谬[②]相承，非口诛笔伐所能罄[③]，但取医书中之铮铮佼佼者[④]，略为指驳，已足正已往之误，而救未来之失矣。景岳谓肾气不固者，苓术兔丝丸为最佳。肾气何以不固？肾火妄动也；肾火何以妄动？肾水不足也。水亏之证，用茯苓、白术以渗湿；火旺之证，用杜仲、兔丝以补肾，宜乎不宜乎？又谓君火不清者，宜先服二阴煎。君火不清，亦肾水不足之所致也。用木通为竭泽之计，用黄连为灭火之方，堪乎不堪乎？术士经验之方，恐不如学究悬揣之论，请以肾水不足，肾火妄动，八字概之，即以乌梅四物汤主之。壮水之主，以镇阳光，此治虚热之要义也。服此方者，一寝即寐，斯为对证。不寐之证愈，则诸证悉愈矣。此方以未与此证相值[⑤]，特姑妄言之耳。

◉乌梅四物汤

当归身（炒，五钱）　生地黄（五钱）　生白芍（五钱）　熟地黄（五钱）　乌梅（五个）

【校注】

① 向晦宴（yàn 燕）息：意为到晚上就想睡觉。亦即困乏无力、困倦之意。向晦，即晚上。宴息，即睡眠。

② 迂谬：迂腐与荒谬。

③ 罄（qìng 庆）：尽。

④ 铮铮佼佼（zhēngzhēngjiǎojiǎo 争争绞绞）者：即超过一般水平的人。

⑤ 相值：相遇。指乌梅四物汤用来治疗“遗精”证。值，遇。

疝气

疝气，虚证也。其证小腹胀痛，牵连睾丸，一并作痛。有因坐湿地、浴凉水而成者，有因色、因气而成者。要惟肾气本虚，乃有此证。盖病之趋虚，犹水之就下也。方书七疝之说，原系术士假托妄议，无足深论。王太仆另有七疝之说，多主攻下，则大非虚证所能堪矣。夫疝之为证，乃气逆妄行，不能归经，狼奔豕突[①]，窜于小腹，其胀满肿痛，似属气之有余，然而非有余也。以来一身之气上能不足，不能有余。况疝气更系肾气亏损之人乃有之，其为不足之证更明矣。患此证者，最忌破气，破气则气愈虚而愈逆。若夫沉香、牛膝降气之品，依古方而误用之，则此湿热下注，聚于肾囊[②]，肿痛愈甚矣。治此证者，宜升不宜降，宜敛不宜散。补中益气汤，允为对证之剂，然必去柴胡加乌梅，乃能奏功。柴胡散者也，补剂中之贼也，于疝气大相戾[③]者也。乌梅敛者也，补剂中之媒也，于疝气甚相需者也。重用参、芪以补气，兼用归身以补血，微用升麻略事升提，气不下陷，则疝愈矣。或加熟地以补肾，或加山萸肉引药入肾，尤为相宜。若证系因湿、因寒而成，宜外治不宜内治。盖服燥热之剂，药未及病，上焦先受其扰，不如用干土炒热以暖之，于渗湿散寒，两有裨益[④]也。若证系因色、因气而成，则惩忿窒欲[⑤]，尤所宜知矣。

◉加减补中益气汤

党参（三钱）　白术（一钱）　黄芪（蜜炙，二钱）　炙草

（一钱） 当归身（微炒，二钱） 升麻（蜜炙，五分） 熟地（三钱） 乌梅肉（三个） 山萸肉（炒，二钱）

姜（三片），枣（二枚）为引。

【校注】

① 狼奔豕突：狼和猪东奔西跑。比喻逆乱之气横行。

② 肾囊：阴囊。

③ 相戾（lì 历）：不合适，不顺从。

④ 两有裨益：互有帮助。裨，好处，益处。

⑤ 惩忿窒欲：谓控制情绪不要愤怒，严禁房劳过度。

脚 气

脚气，表证也。虚、实、寒、热兼而有之。丙子[1]三月，曾自患此。盖因当户濯[2]足，淋以热水，吹以凉风所致也。其痛在右足，将趾本节微肿、微红。服槟榔散三剂，中有牛膝，直引湿热下注，愈痛愈甚，延及脚心、脚面、脚腕，瘈疭抽掣[3]，一掣一痛，两日夜迄无休止。迨[4]至三日黎明，体颤心摇，不能支持矣。默计服参少许，或可暂救一时，姑妄试之[5]，能交睫者片刻，乃知病势之剧，皆因方药之误。惟有迸绝药饵，待其自愈而已。迁延二日，痛仍不止，瞀乱[6]中暗自忖度[7]：此证因误服牛膝而增重，施以升提，以药治药，或当有效。因服补中益气汤二剂，病势略轻。但觉满腹郁热，非下不可，因服大和中饮，加以大黄，溏泻六七次。泻一次痛减一次，三泻之后，足能履地[8]

矣。阅[9]十余日乃痊。此学究治脚气之始末也。此证因风湿而成，端[10]由气血亏乏，不能与外邪相敌，则其病为虚。初得之时，畏寒恶风，必须著袜覆被，则其病为寒。数日之后，恶寒兼恶暖，覆被痛更甚，则其病为热。终以攻下而愈，则其病为实。然此皆刻舟求剑[11]之智，扣槃扪烛[12]之见也。脚气病证，乃表证之极轻者，特以[13]误服药饵，轻病治成重病耳。牛膝引火下降，骤若奔马，脚气本系湿热，牛膝更引周身之热一并注于患处，宜其痛之甚也。若初觉之时，不乱服药，避风、避湿，略施温暖，俾[14]气血流通，当必自愈矣。问脚气独无里证乎？曰：因气而得者，病之在里者也。盖怒则肝张，肝张则脾惫，脾不消水则湿生。湿注于足，则脚气成矣。此证燥湿利水，开郁平肝，皆大谬。惟服独梅汤以敛肝，敛肝以舒脾，舒脾以消水，方为中病。若用乌梅四物汤，去地黄加木瓜，尤与脚气病证，适相脗合[15]也。

◉大和中饮

陈皮（二钱） 枳实（二钱） 砂仁（二钱） 山楂（二钱） 炒麦芽（二钱） 川朴（二钱） 泽泻（二钱） 炒神曲（三钱） 川大黄（三钱）

水煎服，此方非治脚气之剂，特借用之耳。

补中益气汤

党参（三钱） 白术（炒，一钱） 炙黄芪（二钱） 炙草（一钱） 陈皮（一钱） 升麻（一钱） 柴胡（一钱） 全当归（生，三钱）

姜（三片）为引。

◉独梅汤

乌梅肉（五个） 水煎冲白糖（一两）服，有寒则用红糖。

◉乌梅四物汤

乌梅肉（三个）　当归身（炒，五钱）　醋白芍（二钱）川木瓜（三钱）

【校注】

① 丙子：即清光绪二年（1876），此年为丙子年。

② 濯（zhuó 浊）：即洗。洗脚叫濯足。

③ 瘈疭（chìzòng 赤粽）抽掣：手足痉挛抽搐。瘈，筋脉挛急而缩；疭，筋脉缓疭而伸。抽掣即抽搐。合而言之，为痉挛抽搐之意。

④ 迨（dài 代）：到。

⑤ 姑妄试之：暂且胡乱试一下。姑，姑且，暂且。妄，乱，荒诞不合理。

⑥ 瞀（mào 茂）乱：精神混乱。

⑦ 忖（cǔn 存）：揣度，思量。

⑧ 足能履（lǚ 旅）地：指足能踩到地上。履，踩在上面。

⑨ 阅：经历，经过。

⑩ 端：终究，归根结底。

⑪ 刻舟求剑：喻拘泥成法，而不讲实际。典出《吕氏春秋·察今》，即"楚人有涉江者，其剑自舟中坠于水，遽刻其舟曰：'是吾剑之所从坠'，舟止，从其所刻者求之。舟已行矣，而剑不行，求剑若此，不亦惑乎。"

⑫ 扣槃扪烛：苏轼《日喻说》"生而眇者不识日，问之有睹。或告之曰：'日状如铜盘'，扣盘而得其声，他日闻钟以为日也。或告之曰：'日之光如烛'，扪烛而得其形，他日揣籥以为日也。"后以"扣槃扪烛"喻不经实践，不能得到真知。

⑬ 以：因，因为。

⑭ 俾（bǐ 比）：使。

⑮ 脗（wěn 吻）合：同吻合。脗，同吻的异体字。

疮　证

疮证有阴有阳。痈阳也，疽阴也；高肿者阳也，平肿者阴也；色赤者阳也，色暗者阴也。阳证之成也速，其愈亦易；阴证之成也迟，其愈亦难。疮证有实有虚，实者毒气有余也；虚者元气不足也。凡大热、大渴、烦燥、痞满、大便秘、小便涩，皆实也。凡手足厥冷、精神困倦、大便溏泻、小便清频，皆虚也。合而言之：阳证多实，阴证多虚；实者宜泻，虚者宜补。而滋阴养血，尤合实证虚证，而一以贯之者也。当疮证初起之时，备见诸实证者，宜生四物汤，去川芎加大黄。盖阳毒炽盛，由于内热熏蒸，釜底抽薪[①]，胜于决痈去毒，往往一泻而烦渴止，红肿消，不出脓而疮已愈。即[②]不能全消，而热势既微，则毒气自轻，此以泻为功者也。或于前方中加二花以解毒，加花粉以止渴，加皂刺引药力以达于患处，皆甚相宜。迨至脓出之后，自能生肌敛口，不必服药矣。若疮证初起之时，备见诸虚证者，宜熟四物汤，去川芎加乌梅。盖阴疮之成，皆由气郁，其病全在于肝，气郁者非气之有余，乃血之不足。血虚则肝燥，肝燥则肝气妄动，肝气动则多恚怒[③]，恚怒而不能发泄。则抑遏郁窒[④]，而疮证成矣。见证之初，急为滋阴养肝。阴血足，肝气静，则疮证亦可内消，即不能全消，而元气增一分，则毒气减一分，此以补为功者也。迨脓出之后，更宜气血双补，尤以三分补阳，七分补阴，于前方中加以党参、口芪，即参芪乌梅四物汤也。气血足则肌肉易生，肉满肌平，方为全愈。敛口后，自无倒发[⑤]之患矣。夫疮证虽有阴阳之分，要之皆然也，皆不可寒之热也。阳证乃胃经之实热，宜滋阴而兼攻实；阴证乃肝经之虚热，宜滋阴而兼养肝。方书谓阳证发于六腑，阴证发于五脏，皆臆说[⑥]也。立论既讹，立方亦误，不胜辨亦不必辨，置之可也。惟芙蓉膏、枣矾丸颇效。《石室秘录》[⑦]中有逐火丹，治汤火烧疮甚效。

◉生四物汤

当归（生，五钱） 白芍（生，三钱） 地黄（生，五钱） 川大黄（酒浸，三钱） 花粉（三钱） 皂角（捣，三钱） 金银花（三钱）

水煎服。专用头汁，二剂三剂皆可。

◉熟四物汤

当归（炒，一两） 白芍（醋炒，五钱） 熟地黄（五钱） 大乌梅（去壳，五个）

◉参芪乌梅四物汤

党参（五钱） 炙芪（五钱） 归身（炒，七钱） 熟地（五钱） 白芍（四钱） 乌梅（去内壳，五个）

◉芙蓉膏 此膏阴疮不宜用

芙蓉叶[⑧]（一两）

为细末，蜂蜜少许炼熟，加醋少许，调前药摊纸上，敷患处。如脓已将成，摊膏时须中留一孔，以出毒气。

枣矾丸 专治红丝疔、白丝疔用

生白矾（研极细，一两）

枣肉为丸，开水送服后，饮酒数杯，食生葱数根，覆被发汗。

逐火丹（治汤火烧伤，热毒内陷）

当归（生，一两）　荆芥（炒黑，三钱）　黄芩（生，三钱）　防风（三钱）　黄芪（五钱）　茯苓（五钱）　川大黄（酒浸，五钱）　生甘草（五钱）

【校注】

① 釜（fǔ 斧）底抽薪（xīn 新）：抽去锅底下的柴火。比喻从根本上解决问题。

② 即：即使。

③ 恚（huì 会）怒：怨恨，愤怒。

④ 抑遏郁窒（zhì 至）：指肝郁气滞，肝气不得条达。窒，阻塞不通。如窒塞。《吕氏春秋·尽数》："精不流则气郁，郁处头则为肿为风……处鼻则为鼽为窒。"

⑤ 倒发：复发。病愈后而又发作加重。

⑥ 臆（yì 亿）说：想当然而发的言论；无稽之谈。《颜氏家训·归心》："何故信凡人之臆说，迷大圣之妙旨。"

⑦《石室秘录》：综合类医学著作。清代陈士铎撰。计六卷。卷一至卷五不分病证、脉象，统论正治、反治、内治、外治、急治、缓治、正医、反医等一百二十八法，各附列方剂，所论不同凡响，见解独特，尤多新意。如言治则，除内治、外治、劳治、逸治外，又有因人而治的男女治法、老少治法、产前产后治法、贫富治法等。初刊于康熙二十六年（1687）。

⑧ 芙蓉叶：即木芙蓉的叶，也叫拒霜叶、芙蓉花叶、铁箍散叶、木莲、七星花、水芙蓉、霜降花等。属锦葵科植物。花、叶、根均可供药用。成分含黄酮苷、酚类、氨基酸、鞣质、还原糖等。具有凉血解毒、消肿止痛等功效。主治肿毒痈疽、丹毒、烫伤、跌打损伤等。

卷四

经期迟早

经脉之行，以一月为期，故曰月经，又曰月信。若每月必先期五六日，则为经早。每月必后期五六日，则为经迟，皆病也。方书谓血热经早，血寒经迟是也。又谓血热经早者，必色深而浓。脏气喜冷畏热，乃为真热。血寒经迟者，色多不鲜，涩滞而少，脏气畏寒喜暖，乃为真寒，亦是也。血热经早者，宜生四物汤加以知母、黄芩；血寒经迟者，宜熟四物汤加以桂心、附片。须于经期前十日服之，月服五剂，三阅月[①]即愈矣。夫血热经早，早则月月俱早；血寒经迟，迟则月月俱迟。寒热有定，故迟早亦有定。虽为愆期[②]，尚非错乱。证属轻微，犹易治疗。若夫迟早无定，则为乱经，此血虚之证也。血虚经乱，必至诸证丛生。《济阴纲目》专理妇科，其于经脉病证，概以四物汤加减主之。查此议创自王好古[③]，名曰六合汤，诸用不效，后人曾有以勉强牵合讥之者。然其失不在牵合，在于误用川芎耳。夫临证以辨别虚实为最先，女方以酌核攻补为最要。况虚之为证更危于实；补之为用，更难于攻。借草本之余气，以补经血之亏乏，却于滋补方中，杂以攻伐药品，安能[④]见功？四物汤攻补错杂，张仲景之制方，本末精当，术士尊仲景为医中之圣，率而行之，实尤而效之[⑤]也。且人之气血，只能不足，不能有余，其胀满凝结，为痞为块，为癥为瘕者，滞也。皆似实而实虚者也。如果气足血旺，自然充满流通，安有壅滞之虞乎[⑥]？四物汤以行血之品，作补血之用，纵有归芍地黄，可以滋养其力，已十不当一[7]。以致经脉病证，由虚而枯，由枯而闭，驯至[8]喘嗽骨蒸，遂成劳瘵，而溘逝[9]矣。学究究心医理，洞见底蕴[10]，是以直发其覆[11]，且为之力救其失。于四物汤中，除去川芎之散，加以乌梅之敛，名曰乌梅四物汤，施之血虚乱经之证，百用百效。其兼热者，酌加丹皮、地骨皮，名曰丹地乌梅四物汤；其兼寒者，暂加桂心附片，名曰桂附乌梅四物汤；兼气虚者，略加党参、黄芪、名曰参芪乌梅四物汤。此诚血虚经乱之主剂；亦即调经之主法也。问：既斥张仲景之失，何故用张仲景之方？曰：仍其乳名，以便呼唤耳。以乌梅之敛，易川芎之散，固已与张仲景大相反矣。问：血热经早，血寒经迟之证，何故用之？曰：服于经期之前，借其攻伐之力，以为导滞之用也。川芎非不可用，特血虚之证，不可用耳。

◉生四物汤

白芍（生，三钱） 生地（三钱）川芎（三钱）知母（三钱）黄芩（生，三钱）当归身（生，五钱）

◉熟四物汤

白芍（醋炒，三钱）熟地（三钱）川芎（三钱）桂心（研，一钱）附片（一钱）当归身（炒，五钱）

◉丹地乌梅四物汤

白芍（醋炒，二钱）生地（三钱）熟地（二钱）乌梅（五个）当归身（生，五钱）丹皮（三钱）地骨皮（三钱）

◉参芪乌梅四物汤

白芍（醋炒，三钱）熟地（五钱）乌梅（三个）党参（三钱）炙黄芪（三钱）当归身（炒，五钱）

◉**桂附乌梅四物汤**

白芍（醋炒，三钱）熟地（五钱）乌梅（五个）桂心（研，一钱）附子片（一钱）归身（炒，五钱）

【校注】

① 三阅月：经过三个月的时间。这里是指经过三个月经周期。

② 愆（qiān 千）期：失期，过期。此处指月经错后。愆，过。

③ 王好古：元代著名医学家，字进之，号海藏。赵州（今河北赵县）人，通经史，好医方，曾跟随李东垣学医，精通医学。为赵州医学教授。著述有《医垒元戎》《此事难知》《伤寒辨惑论》《斑疹论》《活人节要歌括》《仲景详辨》《汤液本草》《阴症略例》等。

④ 安能：哪能，怎么能。

⑤ 尤而效之：学习错误的东西。尤，错误。

⑥ “安有”句：哪能造成壅塞阻滞的弊端呢？虞，忧虑。

⑦ 十不当一：十成错了九成多。当，适当，恰当。

⑧ 驯至：逐渐造成。驯，渐进之意。

⑨ 溘（kè 克）逝：忽然消失。此处指月经突然停止。溘，忽然。

⑩ 洞见底蕴：深知内情。洞见，洞察，深入透彻地了解。底蕴，深奥之处。

⑪ 直发其覆：揭去蒙蔽，露出真相。《庄子·田子方》：“微夫子之发吾覆也，吾不知天地之大全也。”王先谦集解：“覆，谓有所蔽而不见。”

经期诸痛

经期将临与经期已过，有患腹痛、腰腿痛、遍身痛者，此妇女之常病也。血未行而痛先作，是为血滞；血既行而痛愈甚，是为血亏。皆虚证也。大凡血滞作痛，率皆由于受寒，平日或饮冷水，或受寒风，或用寒水浣濯[1]，或在凉地睡卧，皆能致之。盖经者，血之余，热则流通，寒则凝滞；通则不痛，痛则不通，此一定之理也。寒气既伏，血脉凝滞，迨至[2]经期，血欲行而艰涩阻滞，则诸痛作矣。治此证者，宜导滞而兼暖寒，桃红四物汤加桂心、附片，最为对证。更用艾叶以熨之，自然血行而痛止。此证似实实虚[3]，不宜攻破，三棱、莪术，皆不可用者也。若夫血亏作痛，率由身体素弱，精血本乏，行经之时，去血过多所致。夫旧血之去，由于新血之生。盈虚消长，乃天地自然之运，亦人生同然之理。乃孱弱者当之，则不能堪而痛作矣。治此证者，以补血而兼补气，乌梅四物汤，加党参、黄芪，最为对症。腰痛加杜仲、枸杞，腿痛加木瓜，血渐充则痛渐止。此证系属纯虚，最忌克伐，归尾、川芎，皆不可用者也。他如经血正行，误饮冷水，或受寒风，经血忽止，诸痛旋作，且有兼见发热、憎寒、谵语、发狂者，此为寒入血室，风入血室。盖经既行，而血已虚，风寒因虚而乘之，急证也，亦危证也。熟四物汤加桂心、附片、荆穗、姜炭、艾叶，大剂急服，庶[4]可挽回耳。此证急宜审慎，方书有热入血室之说，此盖将瘟疫病证，误列经脉类中。染患瘟疫，经血适来，邪热郁蒸，经血忽断，其憎寒发热，谵语发狂，皆瘟疫之本病，其责不在经也。宜于瘟疫类中，按证施治，慎勿舍瘟治经，更勿与寒入血室、风入血室相混。

◉**桃红四物汤**

川芎（三钱） 酒芍（三钱） 熟地（三钱） 桂心（研，钱半） 附片（钱半） 桃仁（去皮尖研，一钱） 红花（一钱） 归身（炒，七钱）

◉参芪梅四物汤

归身（炒，七钱） 熟地（三钱） 乌梅（三个） 党参（三钱） 炙芪（三钱） 醋白芍（三钱）

◉熟四物汤

酒芍（三钱） 川芎（三钱） 熟地（三钱） 桂心（二钱） 附片（二钱） 荆穗（炒，研，五钱） 姜炭（捣，三钱） 艾叶（捣，钱半） 归身（炒，七钱）

水煎成入黄酒（一大杯），热服蒙被发汗。

◉艾叶熨法

艾叶（四两），平摊布上，用干砖一块，烧热，置艾叶上，包紧，安放患处，蒙被发汗。

【校注】

① 浣濯：洗浴。

② 迨至：等到，待到。

③ 似实实虚：看起来好像是实证，其实是虚证。

④ 庶：或许，差不多。

崩　中

崩中，虚证也，热证也。《阴阳别论篇》曰：阴虚阳搏谓之崩。《百病始生篇》曰：阳络伤则血外溢，阴络伤则血内溢。解之者曰：伤阳络则血上行而为吐衄，伤阴络则血下行而为崩中是也。其证经血暴下，甚至头眩眼黑，昏晕倾倒。有经脉本调，因横逆愤激，怒火发越，鲜血暴下如注者；有经脉连月断绝，郁而暴伸，宿血与新血同下者。其责在肝与脾。方书谓思虑伤脾，脾伤不能统血，则为崩。恚怒伤肝，肝伤不能藏血亦为崩，其论诚是。又谓思虑伤脾，宜服归脾汤；恚怒伤肝，宜服逍遥散，其见亦未尝不是。可惜归脾汤、逍遥散，无此功能耳。历代名医，咸谓肝属木，宜疏散，故治肝郁病证，方中每用柴胡，逍遥散其一也。试问：肝郁者，虚证乎？实证乎？肝藏血，血足则静，血亏则躁，躁则肝气妄动，其证见痞满，脉见洪大，皆郁之所致，实皆虚之所致也。补之敛之，犹恐不及，疏之散之，何以能堪[①]？当经血暴注之时，济以柴胡疏散之力，堤防愈溃，横流愈汹，是推波而助浪也，能愈血而止崩乎？若夫归脾汤中，用木香、远志，谓其能舒脾也。脾既伤损，血正沸腾，更以香窜之气，辛散之味，宣扬而鼓荡之，是欲烟焰之息，而扇之扬之也。血势更当发越，欲其归脾得乎[②]？且思虑偏多。凡妇女之多忧多虑者，皆肝虚血燥之所致也。见理稍明，立方或当。治此证者，惟用酸以养肝，甘以养脾，斯为得其要耳。宜仍以参芪乌梅四物汤予之。归身、地黄，最能滋阴生血；白芍、乌梅，最能补肝敛肝；党参、黄芪，最能补气补脾。肝敛则能藏，脾健则能统，则血不溢而崩止矣。此治崩中下血，至当不易[③]之方也。若夫年届五旬，经脉已断，血热妄溢，经脉复行，此亦脾不能统，肝不能藏之所致也。参芪乌梅四物汤，亦甚相宜。至于伤阳络血上行，为吐为衄者，用牛膝乌梅四物汤，以敛肝清热降火，加黑荆穗以引血归经，甚为允当[④]。此皆虚热之证，最忌苦寒之药，如黄柏、黄连之类，慎勿遵古方而误用之。

◉参芪乌梅四物汤

党参（五钱）　炙芪（五钱）　归身（炒，五钱）　白芍（醋炒，三钱）　生地（三钱）　熟地（三钱）　乌梅（五个）

◉牛膝乌梅四物汤

怀牛膝（三钱）　归身（炒，五钱）　白芍（醋炒，三钱）　生地（三钱）　熟地（三钱）　黑荆穗（研，三钱）　乌梅（五个）

【校注】

① 何以能堪：哪里能行？ 怎么可以呢？

② 欲其归脾得乎：想让它归于脾脏（被脾所统摄），能行吗？ 得，能够，能行。

③ 至当不易：再好不过了。

④ 允当：恰当，适当。

带　下

带下，虚证也。脾虚之证也。肝木克脾之证也。方书谓带为湿，尚为近是[①]。至谓[②]色青属肝，为风湿；色赤属心，为热湿；色黄属脾，为虚湿；色白属肺，为清湿；色黑属肾，为寒湿，不过示医道之精深耳。色青者龙胆泻肝汤，色赤者小柴胡汤，色白者补中益气汤，色黄者六君子汤，色黑者六味地黄丸，不过炫医术之高妙耳。术士宜，然自儒生视之，则以为未必尽然。夫带者，饮食之所化也。脾胃健壮，则饮食之精华化而为气为血。脾胃虚弱，则水谷之气味，不化气血而为带。至脾胃之虚，仍以肝木克之之故。肝木之克脾，仍以阴血不足之故。业已论之屡矣[③]。治此证者，仍宜滋阴以敛肝；敛肝以舒脾。惟参芪乌梅四物汤，最为对证。其兼见热证者，酌加丹皮、地骨皮；其兼见寒证者，酌加桂心、附片。虽其热为湿热，寒为湿寒，然不必渗湿利水。盖肝脾健则自能渗湿也。且不可专于健脾，盖肝敛则脾健也。此证本甚轻微，勿乱用药，勿以轻病治成重病可也。问：妇科诸证，皆宜乌梅四物汤乎？曰：惟经期之前，不宜用乌梅。故血热经早，血寒经迟二证，仍用川芎。此外各证，则皆去川芎加乌梅。盖人之一身，内而脏腑，外而肢体，无在而非血[④]。血足则气旺，血足气旺则无病。即有病而所病者皆实证而非虚证。凡系虚证，皆血亏之所致也。各经血亏，其病止[⑤]在本经。肝经血亏，其害及于各经，而脾经之受害尤甚。归身芍地，皆滋阴补血之要药，乌梅又补肝敛肝之要药也。且虚之为证虽百，虚之为病则一，治其一则诸证悉愈矣。所宜分者，止在寒热，非用方故从简易也，特以病本简易耳。若夫带下一证，区分五色，五色分配五脏，求精反凿。欺人岂不误人乎？

◉参芪乌梅四物汤

党参（五钱） 炙芪（五钱） 乌梅（五个） 归身（炒，八钱） 醋白芍（三钱） 地黄（五钱）

热证用生地，寒证用熟地。热证加丹皮、地骨皮（各三钱），寒证加桂心、附片（各一钱），水煎服。

【校注】

① 近是：接近于合理。

② 至谓：至于说。

③ 业已论之屡矣：已经论述过多次了。屡，屡次，多次。

④ 无在而非血：是说人体五脏六腑，四肢百骸，无处不需要血液的荣养。无在，无处。

⑤ 止：通“只”。

经闭

经闭，虚证也。有表有里，有热有寒。有表而不可散，有里而不可攻，有寒而不可热，有热而不可寒。妇女之中年殂谢[①]者，此证居其大半，岂此证不可治乎？抑司命者[②]，见理不明，用药失当乎？患此证者，类皆孱弱之妇[③]，经脉由涩而少，由少而枯而闭。其致病之原，率由情思之郁结，故孀妇室女[④]，设遘此证[⑤]，尤非佳兆[⑥]。其证不肿不痛，非癥非瘕，方书谓之风消。为其肌肉干瘦，如风之消物也。谓之息贲[⑦]，为其气逆作喘也。谓之骨蒸，为其热在骨髓也。谓之干劳，为其津液悉化为痰，始咳吐而终干嗽也。患此证者有十忌，治此证者有十误。最忌平肝，误用柴胡、青皮；最忌开郁，误用郁金、香附；最忌破气，误用厚朴、腹皮；最忌破血，误用归尾、川芎；最忌渗湿，误用茯苓、白术；最忌利水，误用泽泻、车前；最忌发散，误用麻黄、桂枝；最忌攻下，误用莪术、大黄；最忌苦寒，误用黄连、黄柏；最忌燥热，误用桂附、吴萸。以[⑧]十忌而当十误，遘此证而能愈者，其十不获一也。治此证者，应将方书之所用归脾汤、逍遥散、六味丸、八味丸、琥珀散、玉烛散、小柴胡汤、九制香附丸、吴茱萸汤，一概屏除[⑨]。专以乌梅四物汤予[⑩]之。

倘病者因服药罔效[11]，视药如仇，却药不服[12]，请预为开陈之[13]。此证全在于肝，肝血不能养心则多思，肝血不能自养则多怒，肝气上冲则为胀满，肝火灼肺则为咳嗽，肝血不能滋润则为蒸热，肝血不能养筋则为瘈疭，肝血不能华色则为面黄肌瘦，肝气不能宣通则为项生瘰疬。然而诸证皆标也，血热肝燥乃本也。十误之误，皆误于治标也。不治标而治本[14]，庶几其不误乎？此方用归身、熟地以滋阴生血，用白芍、乌梅以补肝敛肝，欲与聚而恶勿施，以儒书为医书，小用自必小效，将见初服而标证顿减，久服而诸证全痊矣。问：虚不受补奈何？曰：肝气正横，施之以补，其不受也固宜。宜先以独梅汤赏之，服一时许，觉胸痛润和，仍欲再服，则是肝之张者，业已渐敛，怒已息而忿已平矣。然事以补剂予之，当不啻饥之得食，渴之得饮，尚何虚不受补之足云。问：经血之闭，不必治乎？曰：经血如沟渠之水，旱则不流，如雨当春，过一犁不待疏瀹而自流[15]矣。乌梅四物汤之滋阴生血，固岁旱之霖雨也。

◉独梅汤

大乌梅（去壳，五个） 白糖（五钱）

开水冲，热服。

◉乌梅四物汤

当归身（炒，七钱） 醋白芍（三钱） 生地黄（五钱） 熟地黄（五钱） 大乌梅（去壳，五个）

【校注】

① 殂（cú 粗）谢：枯萎，凋零。此处指妇女的天癸枯竭、月经闭止。

② 抑司命者：抑，发语词。司命者即掌管性命的人，指医生。《左传·昭公十

三年》："抑齐人不盟，若之何？"

③ 孱（càn 灿）弱之妇：虚弱的妇女。

④ 孀妇室女：孀妇，死了丈夫的妇女。室女，未结婚的女子。

⑤ 设遘（gòu 构）此证：假若患了此病。设，假设，假若。遘，通"构"，造成，指患病。

⑥ 尤非佳兆：尤其不是好征象。兆，征兆，预兆。

⑦ 息贲：古病名。见于《黄帝内经》邪气藏府病形等篇。指呼吸急促，气逆上奔的疾病。为五积之一，久病可发肺痈。治宜清降肺气，涤痰泄热。

⑧ 以：因，因为。

⑨ 屏除：去除，丢弃。

⑩ 予：给，送。

⑪ 罔（wǎng 网）效：没有效果。罔，无，没有。

⑫ 却药不服：抵触药物、抛弃药物而不饮用。

⑬ 开陈之：陈述理由开导他（因服药不效而厌弃药物的病人）。

⑭ 不治标而治本：疑为"不治本而治标"。

⑮ "过一犁"句：指超过农民犁地那样深的墒情湿度，不需疏通而自流。此处是说由血虚所致的经闭，只要血虚治愈了，月经自然会按月而至。一犁，量词。疏瀹（yuè 月），疏通。

恶阻

恶阻，虚证也。其证在脾，其病在肝。妊娠月余之后，每每患此。闻食气则恶，食入腹复吐。轻者择所喜而食之，迁延月余自愈；甚者全不能食，食必尽吐。无水谷以养气血，则虚者愈虚，而阻者愈阻。母子皆失所养，在产前胎固[1]易堕，即产后子亦难育，其证正不可轻视也。方书谓此证为脾胃虚弱，或因胎气阻逆，或因痰饮阻逆。胎气阻逆者，用保生汤；痰饮阻逆者，用加味六君子汤。此不过敷衍枝梧[②]，以待病之自愈，故治如不治。又其甚者，指为胃热，误用寒剂，以致脾泻；指为胃寒，误用热剂，以致血崩。或用温肾之剂，谓补火可以生土。热入子宫，正中要害，如瓜之伤其蒂，顷刻坠落，则治不如不治矣。术士不知医，由术士之不明理，此理固非术士所能明者也。学究有一隙之明，试明之以质高明[③]。妊娠恶阻，其证在脾，其病在肝，肝木滋养于肾水，受胎则肾水养胎不养肝。肝失所养，则不安其常，而肆行克制，脾土正其所克，是以先受其伤，其食不下咽。下咽复吐者，脾土为肝木所困也。然而非肝气之有余，实肝血之不足耳。平肝二字，不知何人所俑[④]，历代名医恪遵[⑤]之以为师承。一遇肝经病证，则青皮、香附，纷然杂投，不知肝血虚。故肝气躁，平之则虚者愈虚，而燥者愈燥。燥愈甚则克愈甚，克愈甚则阻愈甚。几见恶阻病证，有因服药而愈者乎？治此证者，勿健脾以敌肝，敌肝则肝愈忿。勿平肝以助肝脾，平肝则肝愈张。学究止有一方，能治百病，施之恶阻，正属相宜，独梅汤是也。盖肝最不平，且不可平，乃平之不平，敛之则平。敛肝之说，创之学究；敛肝之功，擅之乌梅。此方之专用乌梅，正以其敛肝也。肝敛则脾舒，脾舒则呕血，而恶阻之证愈矣。因其证之在脾，知其病之在肝。脾弱肝强，不平肝而敛肝，此兵家所谓形格而势禁之，不战而屈人之兵者也。恶阻愈后，日服乌梅四物汤一杯，以滋肾水生阴血。阴血充足，胎与肝均得挹注[⑥]，恶阻既不复作，胎前产后，母与子均获安全矣。

◉独梅汤

乌梅（去骨，五个） 白糖（五钱）

开水冲热服，日三次。

◉乌梅四物汤

当归身（炒，七钱） 醋白芍（三钱） 熟地黄（五钱） 生地黄（五钱） 大乌梅（五个）

水煎，每夕服一次。

【校注】

① 固：本，原来。

② 敷衍枝梧：敷衍塞责，搪塞之意。

③ 以质高明：自己弄明白了一点道理，讲出来以供高明之士参考。质，通"贽"，古时初次拜见尊长时所送的礼物。此处作动词用，可引申为"供奉"。

④ 不知何人所俑：不知是谁首开的恶例。所俑，即作俑。原意为制造殉葬用的偶像。《孟子·梁惠王上》："仲尼曰：始作俑者，其无后乎！为其象人而用之也。"后来将作俑比喻首开恶例。

⑤ 恪（kè 克）遵：谨慎地遵守。恪，谨慎，恭敬。

⑥ 挹（yì 易）注：把液体从一个容器中取出，注入另一个容器。此处指肝与肾两脏均得到精血的滋养。

子肿、子气、子满、子烦、子悬、子痫、子嗽、子淋

妊娠病证，有子肿、子气、子满、子烦、子悬、子痫、子嗽、子淋诸名目，皆虚证也。阴血不足，肝气不调之证也。方书谓子肿者，遍身肿而小便少。子气者，脚膝肿而小便多。子

满者，胸腹胀而气喘促，皆属湿。治宜导水汤。子烦者，脏躁悲伤，属胎热，治宜知母饮。子悬者，胎气上逼，属气逆，治宜紫苏饮。子痫者，暴仆抽搐，属风热，治宜羚羊角散。子嗽者，日夜咳嗽，属痰饮，治宜二陈汤。子淋者，小便频数窘涩[①]，属湿热，治宜五淋散。论虽多而不中于病，方虽多而不适于用。窃[②]叹名医与名士等，宜一并置之高阁，免致误国误人也。夫子肿、子气、子满，皆生于湿，湿何由而生乎？导水可以去湿，湿去即不生乎？且导之而湿遂去乎？不见有服利导药成癃闭证者乎？学究谓此证与恶阻同。其证在脾，脾不消水则湿生。其病在肝，木克土则土不消水，是为湿之所由生。若夫子烦，乃肝气躁动也。子悬，乃肝气上逼也。子痫，乃肝气闭塞也。子嗽，乃肝热冲于肺经也。子淋，乃肝血燥而生热也。皆肝气不调之证，实皆阴血不足之所致也。证虽百而病则一，病一则方不得不一，亦以乌梅四物汤予之。肝敛则脾能消水，而子肿、子气、子满愈矣。肝气静则子烦、子痫、子悬愈矣。肝血足则不作热、不灼肺，而子嗽、子淋悉愈矣。夫天施地生，乃造物自然之气也。阳变阴合，亦人生自然之功能。只以气血不充，是以病证交作耳。问：此说岂亦出于儒书乎？曰：性善一也。发于恻隐[③]则为仁。发于羞恶[④]则为义。发于辞让则为礼。发于是非则为智。仁一也，见于事亲则为孝，见于事君则为忠，见于从兄则为悌，见于交友则为信。肝血不足之病一也，其证在遍身则为子肿，在脚膝则为子气，在胸腹则为子满，悲伤则为子烦，逼迫则为子悬，抽搐则为子痫，咳嗽则为子嗽，尿频数则为子淋。

◉乌梅四物汤

当归身（炒，七钱） 醋白芍（三钱） 大生地（五钱） 大熟地（五钱） 乌梅肉（五个）

【校注】

① 小便频数窘涩：即小便频数、涩痛、淋漓艰难、小便不利的证候。多见于“热淋”证。

② 窃：私自，暗中，旧时谦词。

③ 恻（cè 策）隐：对别人的不幸表示怜悯。

④ 羞恶：丑恶。羞，通“丑”。

胎漏

胎漏，虚证也，热证也。阴虚则生热，血热则妄行也。肢体壮盛者鲜[1]患此，形体单弱者乃有之。有无因而血自行，胎自动者；有暴怒伤肝，房劳伤肾，因之血行而胎动者，皆阴虚血热之所致也。血去则胞枯，胞枯则胎坠，此证最多且最急。治此之方，保产无忧散为最谬。此方载于《保产辑要》[2]，附于《达生编》[3]，流传于闺阁闱闼[4]间。据称胎气伤动，一服即安；腰疼腹疼，甚至见血不止，再服全安。其药率以分计，且云不可增减，故示神奇，实同儿戏。即令对证，亦难见功。况药味多与病证大不相宜。方中有川芎、有蕲艾二味，合为探胎饮；有厚朴、有枳壳二味，列于承气汤。夫胎既伤动，安之犹恐不及；血既妄行，止之犹恐不济，尚何敢于探胎承气而合用之乎？是殆以挽之者推之，援之者挤之乎[5]？此等方书，原不足责，然乐善好施者广为刊布，尠闻[6]浅者轻于信从，贻误既多，则驳斥自不可少也。此证与崩中相同，宜仍以治崩中之剂治之，惟参芪乌梅四物汤最为对证。

参芪以提气，气提则血止；乌梅以敛肝，肝敛则血止，血止而胎安矣。夫血之妄行，原系因虚致热，然虚可补，热不可寒。黄柏、黄连皆虚证之鸩毒，热证之蟊贼也。生地清而不寒，能助归芍以滋阴，滋阴即所以清热。补虚清热，止血安胎，治胎漏之法备矣。此证有因跌仆筑磕而成者，前方可以酌而施之；有因误服药饵而成者，前方碍难执而用之。妊娠药忌最多，肉桂、附子之动血，尚属人所共知；牛膝、故纸之坠胎，则属人所易忽⑦。因论胎漏，特赘及焉。半夏、丹皮皆常用之品，妊娠亦忌之。

◉参芪乌梅四物汤

党参（三钱） 炙芪（三钱） 当归身（炒，五钱） 醋白芍（三钱） 生地（五钱） 熟地（三钱） 乌梅肉（去内壳，五个）

【校注】

① 鲜：少。

②《保产辑要》：明代张文远撰。张文远，字振凡，金壇县人，善医又工于胎产，万历间授太医院官，著《保产辑要》一卷。

③《达生编》：清代丞斋居士撰。共三卷。上卷主论产前事宜，列有临产要旨；中卷主论临产，列产后要旨，胎衣不下、乳少等；下卷论述产后育婴及格言、治疗方药等。主张产妇临产时要沉着、镇静，掌握“睡、忍痛、慢临盆”六字诀。为后人所遵循。

④ 闱阁闱闼（wéità 为踏）：闱阁即内室，闱闼即小门。喻妇女住所。

⑤ “夫胎即伤动”七句：意思是说，胎气既然伤动，安胎犹恐不及，血热既然妄行，止血犹恐无济于事。还敢破胎打胎吗？说明应挽留之而反攘推之，应援助之而反挤榨之。意为弄反了，搞错了。

⑥ 尟（xiǎn 显）闻：听说的很少。亦即孤陋寡闻之意。尟，“鲜”的异体字，少的意思。

⑦ 忽：忽略，忽视。

胎动

胎动虚证也，热证也。血因虚而生热，胎因热而妄动也。微动者胎之常，大动者胎之变；动甚则腹痛，痛甚则见血。方书治此证，率用安胎饮、安胎散、泰山盘石散，此三方中皆有川芎，与胎动大不相宜，且有陈皮、紫苏、艾叶、砂仁，行气降气、燥热香窜之品，亦非胎动所宜用者。盖既动之胎，闪闪如风前之烛，岌岌如雨后之墙，坠之则易，保之则难也。夫胎养于血，养胎莫如养血。血藏于肝，养血莫如养肝。养血之药，莫如归身、地黄；养肝之药，莫如白芍、乌梅。治胎动者，舍乌梅四物汤其奚以哉[①]！妇人受胎之后，如果日服一杯，胎动之证自可不作。若素未服此，或因他故以致胎动，将此汤急服一剂，则腹痛见血之证，亦可不作矣。此妊娠胎动之治法也。若夫将及弥月[②]，偶而胎动，甚或腹痛见血，亦系血虚生热之所致，方书所谓试痛者是也。其时月分未足，胎气未完[③]，倘视为正产，投以催生药饵，如兔脑丸、胜金丹之类，是摘未熟之果，揠方长之苗，从此而难产之证成矣[④]。凡产数日而始下者，皆误胎动为正产者也。且催生药中，有麝香、丁香香窜之物，散气耗血之品，气散则乱，血耗则枯，正产用之，亦不啻[⑤]治丝而棼[⑥]，况试痛胎动而可乐事喜功乎？是乃宜用乌梅四物汤，以重补其虚。补虚即所以清热，清热即所以安胎，将见动者旋[⑦]静，痛者旋止。或旬余，或月余，小儿气血完足，自然瓜熟蒂落矣。此方试痛胎动宜服，即正产胎动亦宜服。盖诸痛皆属于肝，气之横逆，亦属于肝。肝敛则气顺，而痛亦轻，产亦易也。至方书中通用之方，惟佛手散为可用。盖产育之艰难，由于气血之扰乱，此方理气理血，有补有行，能使气归经，而血顺绪，当纷纠扰攘之际，有排难解纷之功焉。然佛手散正产可用，平时不可用。乌梅四物汤，平时可用，正产亦可用。凡孕妇当弥月之时，见胎动腹痛之证，先服乌梅四物汤一剂，续服佛手散一剂，顷刻即恭喜[⑧]矣。临产戒喧哗，故不另立论。

◉乌梅四物汤

当归身（炒，一两） 醋白芍（三钱） 大熟地（七钱） 大乌梅（五个）

水煎服，临产不用生地。

◉佛手散

当归身（生，一两） 川芎（三钱）

水煎服，临产不用生地。

◉保胎良方

归身（蜜炙，七钱） 杭芍（醋炒，五钱） 熟地（姜炒，五钱） 川断（五钱） 杜仲（炒断丝，四钱） 萸肉（三钱） 黄芩（一钱） 香附（三钱） 生地（三钱） 砂仁（钱半） 乌梅（二个） 甘草（一钱）

姜（三片），枣（三枚）为引。

【校注】

① “舍乌梅”句：是说治疗胎动之证，除了乌梅四物汤还有什么呢？奚，何。此句用法同“舍我其谁”。

② 弥月：怀孕已达到应有的月数。

③ 胎气未完：胎气未充盈。完，满，充盈。

④ “是摘未熟之果”三句：是说在孕妇未足月的情况下，使用破胎气的催生药物，宛如摘下未成熟的果实、拔掉幼苗一样，这样将导致难产。揠（yà亚），拔。

⑤ 不啻（chì 斥）：不只，不止。

⑥ 棼（fén 汾）：纷乱。

⑦ 旋：立即，时间极短。

⑧ 恭喜：指产妇顺利生下孩子。

产后忌用乌梅之证

产后气血两虚，是宜补；血虚尤甚，是宜补血，然乌梅四物汤非所宜矣。盖新产之后，气血已虚，而恶露未净，证系虚而兼滞，法宜补而兼行。方书通用之生化汤，化旧生新，乃产后之主剂也。孕妇分娩之初，虽无病证，亦宜服之。设有病证，悉宜以此方主之。但酌核于病证之虚实，以定药品之加减而已。夫气血本无实证，然余血变而为恶露，恶露积而为瘀血，停蓄壅滞，亦以实论。但病则实，而人则虚，可行而不可攻，当行而仍当补，即生化汤而伸之缩之，一方而诸证悉宜焉。一治产后血晕，其因恶露不行，血气上冲而晕者，宜原方。其因产育艰难，气血两伤而晕者，原方加党参。先淬烈火于醋中，熏其鼻以收其气，待其苏苏[①]，急服前剂，以防再晕。一治产后腹痛，其痛而兼胀，按之痛甚者实也；其痛而不胀，按之而痛减者虚也，宜原方；其痛而喜按、喜暖者寒也，原方倍姜炭。一治产后头痛，其面赤、唇紫、胸膈胀满者，血气上冲也，宜原方。其面黄、唇白、精神倦怠者，血气亏乏也，原方加党参。若系感冒风寒所致，重加黑荆芥穗。一治产后遍身痛，其痛而倦怠不举者，恶露壅滞也；其痛而骚扰不安者，阴血亏乏也，悉宜原方。若因感冒风寒，气凝血滞，兼见憎寒发热诸表证者，倍姜炭加黑荆芥穗。一治产后咳嗽，其因阴虚火炎上冲肺金者，宜原方。其因感冒风寒者，倍姜炭加黑荆芥穗。一治产后寒热往来，此证有乍寒乍热，寒热无定者；有先寒后热，先热后寒，寒热似疟者。盖阳虚则畏寒，阴虚则作热。热之甚者宜原方；寒之甚者增姜炭加党参。一治产后泄泻，其因脾胃虚寒者倍姜炭；其因脾胃虚弱者加党参。一治产后瘈疭发肿，此阴血去多[②]，血不养筋所致。大虚之证，必须治之于早，迟则无及[③]。微见抽搐，即瘈疭之渐，原方倍姜炭重加党参，急服之犹可挽回。此外诸证，难以备举，可以类推。要惟即虚实之微甚，权[④]之可矣。产后可用之药甚少，忌用之药甚多，据《胎产心法》[⑤]内称，用乌药、香附、木香以顺气，反增满闷；用青皮、枳实、苏子以降气定喘，元气必脱；用黄芩、黄连、黄柏以清热，热势转增；用三棱、莪术、山楂以消块，旧血骤下，新血亦随之而损；用大黄、芒硝以通大便，反成膨胀；用五苓以通小便，反成癃闭，其说诚是。因附录于忌用乌梅之后。

◉生化汤

当归身（炒，一两） 川芎（一钱） 黑姜炭（五分） 桃仁（炒，去皮尖，研，十个） 炙草（五分）

水煎服，临产预为煎成，产后温热服之，设有他证随意加减。

【校注】

① 苏苏：昏迷后再醒过来。

② 阴血去多：失血较多。去，失。

③ 无及：无用，指失去治疗时机而让疾病转为难治或不治。

④ 权：权衡，估计。

⑤《胎产心法》：妇产科著作。清代阎纯玺撰，三卷。阎纯玺，字诚斋，上谷（今河北宣化）人，专攻女科，学验俱丰，博采众书，于雍正八年（1730）撰成此书。上卷为脉法，逐月养胎辨，三禁、胎前疾病30余种；中卷为脉诀，保产论、难产五因、催生论等；下卷为产后疾病40余种。搜罗丰富，对胎产、临产、产后各种疾病均有记述，并叙及优生胎教、逐月养胎。文字通俗，论病简约，颇多作者本人历练之谈。

产后宜用乌梅之证

产后忌用乌梅者，恐其有妨于恶露也；恐以乌梅之敛，致成恶露之瘀也。若夫大虚之症，极危之候，患不在瘀而在脱，欲救气血之散亡，正赖乌梅之酸敛矣。如产后血崩，其证新血暴注，是为血脱气陷。《胎产心法》治此证，特制加参生化止崩汤；盖生化汤加党参、白芷、黑芥穗也。窃谓血崩之证，万无血瘀之虞，若必兼防其瘀，仍恐无救于崩。此证宜补气而兼敛肝，惟补中益气汤去陈皮、柴胡，而加以乌梅乃为合宜。又如产后气喘，此盖荣血暴竭，以致卫气无依，是以孤阳上越。《胎产心法》治此证，选用贞元饮：盖当归、熟地、炙草也。窃谓血脱之责在肝；气喘之证责在肺。肝血虚则肝气躁，肝气上冲则肺气不宁。此证宜敛肝而兼敛肺，于贞元饮中加以党参、乌梅，乃为合宜。又如产后大汗。盖去血过多则亡阴，阴亡则阳无所附，是以汗脱亡阳。方书治此证，用麻黄根汤。窃谓麻黄身发汗而根止汗，虽系美谈，殊鲜实效。且治汗必须治其所以汗；损者益之；散者收之；惟于当归补血汤中加以党参、乌梅，乃为合宜。又如产后恶露不止，盖因冲任虚损，是以血不收摄，或兼旬[①]，或逾月[②]，或淋漓，或暴注。方书治此证，用十全大补汤加阿胶、续断。窃谓茯苓能渗津液，川芎能耗气血；此方有补之名，无补之实，故虚证用之，每多龃龉[③]，治恶露不止，曾施而已效者惟惜红煎加乌梅，最为合宜。夫乌梅善敛，恶露忌瘀，新产之时则然，兼旬之后则否。若夫血崩之证，虽当新产之时，亦无患恶露之瘀。至于大喘大汗，乃因亡血过多所致，又何瘀之足虑哉！且气以虚而上冲，降之不可；血以虚而下注，固之不能，惟有敛之之法，能令仅存者不至尽亡耳。气统于肺，治气莫如治肺。血藏于肝，治血莫如治肝。乌梅能敛肝且能敛肺者也，俱用之产后，方书罕见。前论以忌用名篇，此论以宜用名篇，两两相形，正欲剖判明晰[④]，以防误用耳。

◉加减补中益气汤

党参（五钱） 炙芪（五钱） 炙草（一钱） 归身（炒，五钱） 乌梅（去核，五个） 升麻（蜜炙，一钱）

◉加减贞元饮

归身（炒，五钱） 熟地（五钱） 炙草（一钱） 党参（五钱） 乌梅（去核，五个）

◉加减当归补血汤

归身（炒，五钱） 炙芪（五钱） 党参（五钱） 乌梅（去核，五个）

◉惜红煎

白术（炒，三钱） 黄芩（钱半） 生地（二钱） 地榆（二钱）川断（二钱）荆穗（二钱）扁豆（炒，三钱）莲肉（三钱）砂仁（研，一钱）文蛤（即五倍子，一钱）金樱子（去核，二钱）乌梅（去核，五个）

共合一处，炒黑煎服。

【校注】

① 兼旬：二十多日。旬，十日为一旬。

② 逾月：1个多月，超过1个月。逾，越过，超过。

③ 岨峿（jū yǔ 居语）：同龃龉，不相融合的意思。

④ 明晰：明确，一目了然。

乳　证

乳之证在表，乳之病在里，临证施治，当察病之虚实焉。一乳汁不行，有虚有实，其初次乳子①，乳房未透者实也。其连次乳子②，气血未充者虚也。其恶露壅滞，经络不舒者实也，其临产亡血③，津液不继者虚也。虚者宜当归补血汤以补之；实者宜生化汤加木香、白芷、穿山甲以行之。一乳泣、乳悬，一虚一实。当未产之前，气血并非充盛，乳汁不时流溢，方书谓之乳泣。产后有似此者，亦以泣论。此血亏气衰不能收摄也，虚证也。宜加减补中益气汤以升提之。当新产之后，乳房忽然细小，下垂长过于腹，方书谓之乳悬。此恶露壅滞，瘀血上冲也，实证也。宜大剂佛手散以疏通之。一乳痈、乳岩④，一虚一实。乳痈之证，乳房忽然坚硬疼痛，身体憎寒壮热。此盖经血阻滞、热势壅盛所致，实证也。初见证时，为积乳，为吹乳[⑤]，为妬乳[⑥]，服桃红四物汤即内消。其肿而色变者，势将成脓也，瓜蒌散加大黄以泻之。热有所泄，毒犹可消。其红而且紫，大渴烦躁者，脓势已成也，瓜蒌散加金银花、蒲公英以清之。热稍减，则毒亦稍轻。迨其溃而脓出，则热去毒消而痛止，不必服药矣。乳岩之证，乳房中有结核，大如棋子，不痒不痛，渐长渐大，数年之久，忽从内溃，洞窍深陷，有如山岩。此盖阴亏肝燥，多怒善郁所致，虚证也。即溃之后，治之颇难。用参芪乌梅四物汤，以大补气血，亦能生脓长肌而愈。若治之于早，专用乌梅四物汤，合十剂为一料，煎熬成膏，每晚冲服。如果气足血旺，自然不怒不郁而结核潜消矣。乳之为证虽多，以虚实二端绳之[⑦]，殆[⑧]亦了如指掌，朗若列眉[⑨]。虚实者病之格律也，岂独乳证然哉？

◉当归补血汤

当归身（炒，一两） 黄芪（生，五钱）

葱白（十茎）拍碎后入，一沸即止，一日之中，连服三剂。

◉生化汤

当归身（炒，一两） 川芎（三钱） 桃仁（炒，去皮尖，十粒） 炙草（五分） 黑姜炭（五分） 白芷（炒，三钱） 穿山甲（炒，研，三钱）

水煎服，俯卧发汗。

◉加减补中益气汤

党参（五钱） 炙芪（五钱） 炙草（一钱） 归身（炒，五钱） 升麻（蜜炙，一钱） 乌梅（五个）

◉佛手散

当归身（生，一两） 川芎（三钱）

水煎服，一日之中连服三剂。

瓜蒌散（瓜蒌系俗名，本草作栝楼。）

乳香（一钱） 没药（一钱） 甘草（一钱） 当归身（生，一两）

瓜蒌（一个），煎一沸，取汁煎药，服后蒙被发汗。实热盛者，加酒浸大黄（三钱），新产慎用。

◉止渴散

金银花（五钱） 蒲公英（五钱）

或单服，或与前方合煎，单服加花粉（五钱）。

◉参芪乌梅四物汤

党参（五钱） 炙芪（五钱） 当归身（炒，五钱） 熟地（五钱） 白芍（醋炒，三钱） 乌梅（五个）

水煎服，有热用生地。

◉乌梅四物汤

当归身（炒，一两） 醋白芍（三钱） 熟地（五钱） 生地（五钱） 乌梅（三个）

合十剂为一料，煎汁成膏，每夕服一匙，白糖为引，开水冲服。

◉桃红四物汤

桃仁（炒，研，一钱） 红花（一钱） 全当归（生，一两） 川芎（一钱） 生地（五钱） 乳香（二钱） 白芍（生，二钱）

怀牛膝（三钱）

【校注】

① 初次乳子：指第一胎，第一次哺乳。乳子，用自己的奶水喂孩子。

② 连次乳子：多次生孩子，连续哺乳。

③ 亡血：失血，流血过多。指生孩子时出血过多。

④ 乳岩：因其肿块坚硬，高低不平如岩石，故名。

⑤ 吹乳：即乳痈。分内吹、外吹两种。

⑥ 妬（dù 度）乳：因产后无儿吮乳，或产妇壮甚乳多，小儿未能饮尽，乳汁积蓄，与血气相搏，而致乳房胀硬掣痛。或乳头生细小之疮，或痛或痒，搔之则黄水浸淫。妬，"妒"的异体字。

⑦ 绳之：把握，衡量，确定。绳，法度，规矩。

⑧ 殆（dài 代）：几乎，差不多。

⑨ 朗若列眉：《国策·燕策二》有"吾必不听众口与谗言，吾信汝也，犹列眉也"。"列眉"犹言无可疑，后人把"列眉"作为明白解。朗，明朗，清楚。

块证

块证，实证也，不可攻之实证也。方书有五积[①]、六聚[②]、七癥[③]、八瘕[④]之说。五积则援五脏以实之。六聚则援六腑以实之。七癥、八瘕无可证实，则缺之。其实之者臆说[⑤]也，其缺之者不能自圆其说也。然七八之数，诚属无稽[⑥]，癥瘕之名，正自不误。癥者征也，坚牢不移属血疾。瘕者假也，聚散无定属气疾。癥之成也，率由行经之时，新产之后，或伤生冷，或受风寒，血凝聚而不行，故结而为癥。癥之成也，亦由行经之时、新产之后，或因恚怒，或因忧思，气抑郁而不伸，故蓄而为瘕，俗谓其证为块，则径[7]以块证名之可矣。腹中既有此块，则饮食之气味，水谷之精华，皆供于块，块既得所凭依，渐次滋长，则能作祟[8]而肆虐，为撑胀；为潮热；为骨蒸；为咳嗽；为喘促。至于喘促，则不可为矣。夫瘕为气疾，气既痞满，似当破气。乃施以破气之药，如厚朴、乌药之类，则撑胀愈甚。癥为血疾，血既壅滞，似当破血。乃施以破血之药，如三棱、莪术之类，则蒸热愈甚。盖气血本不可破，似实、实虚之证，其气血更不可破也。惟《石室秘录》[9]中之栗粉丸，屡用之而屡效。然历时必数月之久，服药必数斤之多，且必块证初起，而无撑胀蒸热之患乃可服。若正气已亏，诸证迭见[10]，则此丸亦无能为役[11]矣。顷[12]一贫妇，块证濒危，其证胸胁胀痛，咽喉壅郁，头晕目眩，唇紫齿黑，察系阴虚火盛，予以丹地四物汤，加怀牛膝以引火下降，加黑荆芥以引血归经。一服而诸证悉轻，四服而宿块全下，浃旬[13]而健壮如常。一如鼻端斫垩[14]，垩尽而鼻不伤，漆园吏[15]诚妙手也。夫块之停滞，如舟之浅搁，破块者毁舟以救济也，何如雨降潮生而舟自行乎？且气疾、血疾与食疾并[16]；食疾呆物，且系外来之物，非攻不去。癥瘕属气、属血，虽蠢而尚有生气，且系内生之物，气血盛则能运化。癥之与瘕，虽有气血之异，然气必附丽[17]于血，血足则气静，故专以补血为要。如血虚之甚，则牛膝、川芎尚非所堪[18]，宜专以乌梅四物汤主之。

◉栗粉丸

地栗[19]似荸荠而小，生浅水中。造地栗粉与造藕粉相似。

地栗粉（八两） 白术（五两） 茯苓（三两） 神曲（二两） 鳖甲（醋炙，一斤） 莱菔子（炒，五钱） 党参（五两） 甘草（一两） 白芍（三两） 法夏（一两） 白芥子（炒，一

两）　厚朴（五钱）　肉桂（三钱）　制附片（一钱）

共为细末，炼蜜为丸，如芥子大，每夕服五钱，服后煮枣数枚以压之。

◉丹地四物汤

当归身（生，七钱）　生白芍（三钱）　川芎（三钱）　生地（五钱）　丹皮（二钱）　怀牛膝（三钱）　黑荆穗（研，三钱）　骨皮（二钱）

◉乌梅四物汤

当归身（炒，七钱）　醋白芍（三钱）　大生地（三钱）　大熟地（三钱）　大乌梅（囫囵，三个）

【校注】

① 五积：五积是五脏部位的肿块或积气；心积叫“伏梁”，肝积叫“肥气”，脾积叫“痞气”，肺积叫“息贲”，肾积叫“奔豚”。

② 六聚：指六腑部位积液或积气。忽聚忽散，时有时无，病无定处。

③ 七癥：“癥”是有形体，可摸到，固定不移的包块或积液。巢元方称“为妇人36病之七种”。

④ 八瘕：瘕是时有时无或移位的积气或积液。即青瘕、黄瘕、燥瘕、血瘕、脂瘕、狐瘕、蛇瘕、鳖瘕。皆系妇科病。

⑤ 臆说：缺乏客观证据的说法。臆，主观的，缺乏客观证据的。

⑥ 无稽（jī 基）：亦即“无稽之谈”，是没有经过查证的说法。稽，核审，审查。

⑦ 径：直，直接。

⑧ 作祟（suì 岁）：作怪，作乱。祟，迷信说法，指鬼神带给人的灾祸。

⑨《石室秘录》：见卷三《疮证》篇注⑦。

⑩ 迭（dié 蝶）见：接连不断地出现。迭，屡，连着。见，同“现”。

⑪ 无能为役：不能使用。役，用，使唤。

⑫ 顷：不久前，短时间。

⑬ 浃（jiā 夹）旬：一旬十日，故一旬称“浃日”。十旬称“浃旬”。浃，周匝。

⑭ 斫垩（zhuó'è 浊恶）：《庄子·徐无鬼》：“郢（（yǐng 影）楚国都城，在今湖北江陵一带）人垩漫其鼻端，若蝇翼，匠石运斤成风，听而斫之，尽垩而不伤。”是说匠人运用斧的神妙，比喻技术高明。斫，砍、削。垩，白土。

⑮ 漆园吏：蒙（在今河南省商丘市北）古时有个漆园，庄子在这里作漆园的官，故称庄子为漆园吏。

⑯ 并：合，混合。

⑰ 附丽：依附、依靠。

⑱ 非所堪：不可以胜任。堪，胜任。

⑲ 地栗：荸荠之别名。味甘，微寒，无毒。入肺、胃经。治口渴、黄疸、热淋、痞积、赘疣等。

小儿风气

证有可以风名，而不可以风治者，小儿风气是也。其证有三：曰急惊风；曰慢惊风；曰慢脾风。类皆二目天钓，角弓反张，手足抽搐，牙关紧闭。其猝然而得者为急惊风；其由渐而成者为慢惊风；其因吐泻而成者为慢脾风。其证虽以风名，然不可以风治。如散风之品，驱风之剂，防风、荆芥、羌活、独活、细辛、干葛、柴胡、紫苏、薄荷之类；钩藤饮、撮风散、羌活散、至宝丹之方，皆助其飞扬发越之威，而速其燥烈枯槁之势者也。

薛立斋谓："此证为肝经血虚，火动生风。"张景岳谓："小儿真阴未足，故肝邪易动，肝邪动则木能生火，火能生风。"其说诚是，而其所用之方，乃为泻青丸、抑肝煎，未免与真阴不足之证相反。至[①]用六味丸以滋肾水；四君子汤以补脾土。论在肝而治不在肝，迁就躲闪，俱系题外文章，药与证仍相左[②]也。窃谓目属肝，肝血虚故天钓；筋属肝，肝血虚则抽搐；肝热灼肺，故痰涎壅盛；肝气横逆，故胸胁胀满。其证全在于肝，用药亦宜专注于肝。乌梅四物汤为肝证之主剂，亦即风证之主剂也。急惊风者，虚而兼热，宜生四物汤。痰盛加陈皮；便秘送一捻金。慢惊风者，证系纯虚，宜熟四物汤。慢脾风者，虚而兼寒，宜熟四物汤加姜炭。气虚将脱者，加参、芪、升麻，即加减补中益气汤也。己卯仲夏，一婴儿因痘后雍[③]，感寒成嗽，久嗽成风，痰壅气闭者数次。延[④]一女医善针法，按穴下针，喉闭针之即通；眼斜针之即正；口噤针之即乳[⑤]。旋作旋针，旋针旋愈，通宵连针数十次。其针不痛，针空[⑥]亦不发，真神技也；兼服其珍珠琥珀散，泻下痰涎甚多，兼旬而愈。仲秋又作，仍延女医治之而愈。孟冬[⑦]又作，适[⑧]女医远出，急不可待。察其证，肢体瘦损，面色萎黄，咳嗽不息，痰涎壅盛，彻夜不乳不眠，泻痢不止，手足凉过膝肘，烦躁啼哭不停。不得已，以乌梅四物汤灌之，一时许即食乳安眠。再灌之痰嗽皆轻。更以加减补中益气汤灌之，泻痢顿止。通服乌梅四物汤四剂；加减补中益气汤一剂，诸证全愈，月余气体复元矣。小儿患此证者甚多，术士知此证者甚少，散风固误，健脾补肾亦误。又其甚者，于慢惊、慢脾极虚之证，投以黄柏、黄连极寒之药则尤误。好生者悯[⑨]之，刊布各种善书，多载慢风治法，宜寒剂而用热药，反其道以行之，庶几不得于彼，必得于此矣。岂知大下而重补其阳，骤升而阴遂陷，固亦同归于误乎！学究凡治阴虚之证，悉用乌梅四物汤。风气正阴虚证也，证有急慢之分，方有生熟之别，或合一捻金而兼泻，或合益气汤而大补，临证酌之可耳。

◉生四物汤加陈皮

当归身（生，五钱） 醋白芍（三钱） 大生地（五钱） 乌梅（囫囵，三个） 陈皮（一钱）

水煎三沸即止，勿令稠浓。

◉一捻金

生大黄 黑丑（炒） 白丑（炒） 党参 槟榔（各一钱）

研细取头末，每服一字。

◉熟四物汤加姜炭

当归身（炒，五钱） 醋白芍（三钱） 大熟地（五钱） 大乌梅（囫囵，三个） 黑姜炭（捣，一钱）

水煎三沸即止。

◉加减补中益气汤

潞党参（五钱） 炙黄芪（三钱） 当归身（炒，五钱） 大熟地（五钱） 醋白芍（三钱） 大乌梅（囫囵，三个） 升麻（蜜炙，一钱）

生姜（三片）为引。

◉珍珠琥珀散

珍珠 琥珀 牛黄（各五分）

共为细末，每服一字，土蜂窝煎汤为引。

【校注】

① 至：至于。

② 相左："左"即斜、偏、差错。如"左道旁门"；前后不一致叫"相左"。

③ 薙：见卷一《瘟疫下后诸证》篇。

④ 延：请。

⑤ 乳：吮乳，食乳。作动词，能吃乳。

⑥ 空：通"孔"。

⑦ 孟冬：冬季的第一个月，即农历十月。

⑧ 适：刚巧。

⑨ 悯（mǐn 敏）：哀怜，同情。

小儿阴虚

小儿病症甚多，其大要有二：曰实、曰虚。实证亦有二：曰表实、曰里实。虚证亦有二：曰阳虚、曰阴虚。时医[①]知实而不知虚，古名医知虚而不知阴虚，此小儿阴虚之论之所由作也[②]。何为知实而不知虚？试观小儿泻痢、小儿呕吐、其由停积乳食而成者，在里之实证也，所谓内伤饮食者是也。攻之、下之，积去即愈。小儿发热、小儿咳嗽，其由感冒风寒而成者，在表之实证也。所谓外感风寒者是也。表之、散之，邪去即愈。此时医之所长也。若夫泻痢日久，呕吐日久，发热日久，咳嗽日久，则成虚证矣。时医治此，仍复攻之、下之、表之、散之。见其因虚作胀也，则用陈皮、青皮以破之；见其因虚作热也，则用川连、胡连以寒之；迨至脾败风生，则用除风之药以终之。吾故曰时医知实而不知虚也。何谓知虚而不知阴虚？试观小儿科中所刊诸方：曰肥儿散、肥儿丸，曰四君子、六君子，皆阳分药也，凡遇小儿虚证，率以其方施之。岂知小儿所虚者阴，诸方所补者阳，阳愈胜则阴愈惫[③]乎？服之不应，则加以桂心，加以附片。桂、附尤纯阳大热之药也。欲回阳气于无何有之乡，实摧阴气于无何有之乡[④]矣！吾故曰：古名医知虚而不知阴虚也。何谓小儿所虚者阴[⑤]？试观诸风病证，皆有其所以然。小儿之所以久泻者，脾土困惫也；脾土之所以困惫者，肝木克制也；肝木之所以克脾者，阴虚肝燥也。肝失其常则克脾，脾失其职则作泻，此因阴虚而泻也。迨至大下亡阴，则又因泻而阴虚矣。吾故曰：小儿之所以虚者阴也。泻如是，痢亦如是，呕吐亦如是。至于发热，或潮热，或夜热，皆阴虚也。咳嗽亦阴虚也。阴虚于下，则气逆于上，痰随气升，咳嗽之所由作[⑥]也。他如阴虚作热则蒸变[⑦]，阴虚肝燥则夜啼。又如小儿疳证，类皆肌肉消瘦、皮毛憔悴。方书有五疳名目，谓：面黄食土为脾疳；面青眼涩为肝疳；面红烦渴为心疳；面白鼻涕为肺疳；面黑足冷为肾疳。立论甚详，可惜见理未透[⑧]；制方甚夥[⑨]，可惜取效全无耳！夫疳证乃乳食停积，久而作热，消耗煎灼，以致津液枯槁，亦阴虚之证也。合而言之：泻痢、呕吐、发热、咳嗽、蒸变、夜啼、以及疳证，皆病之标，阴虚乃证之本。得其本尤事理。治以上诸证，服之而一效百效，一愈百愈者，无如乌梅四物汤矣。问：小儿独无阳虚证乎？曰：阳虚暴亡，泻痢久而气脱者是也。预防其脱，惟加减补中益气汤最效。问：乳食初伤何以治之？曰：一捻金甚效。问：风寒初感何以治之？曰：五更时儿与母皆覆被蒙面，微煖[⑩]微汗即愈，不必服药。

◉乌梅四物汤

归身（炒，三钱）　生地（二钱）　熟地（二钱）　白芍（醋炒，三钱）　乌梅（三个）

水煎服，有寒加黑姜炭。

◉加减补中益气汤

党参（三钱）　炙芪（三钱）　炙草（一钱）　归身（炒，

三钱）　熟地（三钱）　白芍（醋炒，三钱）　乌梅（三个）　炙升麻（一钱）　生姜三片为引。

◉一捻金

党参　大黄　黑丑（炒）　白丑（炒）　槟榔各等分

研取头末，每服一字，红糖为引。

【校注】

① 时医：当时的医生，亦即当代的医生。

② “此小儿阴虚”句：这是我写这篇小儿阴虚论的理由。

③ 惫（bèi 备）：极度疲乏。

④ “欲回阳气”两句：阳气本不虚，而用大热之药，只能是摧残损耗了阴气。

⑤ “何谓”句：什么是小儿阴虚呢？

⑥ 之所由作：发生的原因。

⑦ 蒸变：又称变蒸。指婴儿在生长发育过程中，或有身热、脉乱、汗出等症，而身无大病者。从西晋王叔和，至隋唐医家，日相传演，其说益繁。多数医家认为，变蒸不是疾病，而是小儿发育的一种自然现象。

⑧ 见理未透：没有真正弄透彻其中的道理。

⑨ 夥：多。

⑩ 煖（nuǎn 暖）：暖的异体字。

痘

痘，热证也。有实、有虚。实者毒气盛也，虚者元气弱也。稽之[1]方书，痘证发热三日，见点三日，起胀三日，灌浆三日，收靥[2]三日，约略计之：旬有五日[3]，结痂落痂而痊。其发热也，神清气爽；其见点也，红润光莹；其起胀也，类圆坚实；其灌浆也，脓稠皮厚；其收靥也，不疾不徐[4]；其结痂也，苍老高起—是为顺证。反是则为险证，甚则为逆证。逆证不可治，顺证不必治。所宜治者，特险证耳，如发热时烦渴惊啼、寒战咬牙，毒气盛也；见点时一涌而出，热势不退，毒气盛也；起胀时稠密赤紫，毒气盛也；平扁灰者，元气弱也；灌浆时顶陷皮薄，元气弱也；收靥时浆清色嫩，元气弱也；结痂之后干燥不落，毒气盛有余热也。毒气盛者，用升麻葛根汤以解表，用归宗汤以攻里，用凉血攻毒饮以除在里之实热，用清热解毒汤以除在表之浮热，用苏解散以散风寒之郁热，用凉血解毒汤以清痘后之余热。元气弱者，用保元化毒汤以补气活血，用补中益气汤以救其塌陷，用回浆饮以助其收结—此皆成方。成方原不止此，痘证亦不止此。随证立方，方书中要不外此。学究于此，窃有说焉。夫药力之行，必须对时。痘证之变，每在顷刻，且变证发见于外，毒气早已糜烂于中。随证立方，盖处常不及之势矣。夫变证恒在[5]灌浆之后，而预防其变当在发热之时。变证甚多，岂能预料，要可以两言概之曰：毒气盛、元气弱而已。若一经发热，即有以培元气之不足，制毒气之有余。岂不能令见点起胀、灌浆收靥、结痂落痂、俱无变证乎？兹特酌定一方，名曰归身生地汤：以归身、生地为主，而表散之药助之。归身、生地可以生血，血足则元气盛；可以清热，热清则毒气衰。元气盛而毒气衰，又何至险证逆证之迭出哉[6]？问：发热而兼泄泻，不虑归身之滑肠乎？曰：痘证发热泄泻，乃内热之极，与瘟疫之协热下利，正属相同。用归身以滋阴，水足则火息，转不泻矣。问：发热而兼憎寒，不虑生地之过凉乎？曰：痘热证也，手足凉及膝肘，乃热深厥深，与瘟疫之真热假寒，正属相同。得生地以清火，热退则厥回，转不寒矣。问：升麻葛根汤，正系痘证发热之方，且有万氏加减，何必另立方剂？ 曰：升麻葛根汤，乃升麻、葛根、赤芍、甘草也，当扶危定倾[7]之时，用轻描淡写之剂，以之塞责避谤[8]则可，以之拯溺救焚[9]则难耳。 万氏治痘，以此方为主，随证加药，口干加花粉、麦冬；自利加黄芩；呕吐加半夏、生姜；腹痛加木香、青皮、枳壳、山楂；腰痛加独活、细辛；头痛加羌活、藁本、蔓荆子；咽痛加桔梗、连翘；惊搐加木通、生地。 何以烦渴？ 何以呕吐？ 何以疼痛？ 何以惊搐？ 概置不问。 舍本治标治如不治。 至谓小便少加木通、车前、瞿麦，痘证正患阴亏，火盛尚可利水乎？ 又谓泄泻加人参、白术、诃子、茯苓，收靥泄泻，自系里虚，可以用补。 发热泄泻，正系热盛，尚可补乎？ 知当然而不知所以然，见利忘害，则治不如不治矣！ 何贵有此汤？ 何贵有此加减哉？ 问：升麻葛根汤，犹虞力量轻微乎？ 其未闻张会卿之论乎？ 曰：张会卿谓此汤性味清凉，纯于疏泻，必阴阳多实多热者，乃宜用之。 小儿气血体质，大都虚弱和平，预用清凉，未免伤其胃气。 全用疏散，未免伤其表气。 此公居心甚慈，惜见理太昧耳[10]。 气质虚弱，痘毒亦虚弱乎？ 气质和平，痘毒亦和平乎？ 以完善之小儿忽而发热出痘，遍身成疮成脓，甚至焦黑溃烂，固有大不和平者在也。 谓清凉恐伤胃气，独不虑毒热之伤胃气乎？ 痘证之呕吐不食，非胃气之伤于毒热乎？ 谓解散恐伤表气，独不虑毒热之伤里气乎？ 痘证之呕吐便血，非里气之伤于毒热乎？ 阴阳无实无热，痘毒无不实无不热。 痘证乃人生第一极重之证，必须极重之剂以治之。 归身生地汤清凉表散，数倍升、葛，此会卿之所咋舌[11]。 而学究用之，犹恐药不知病者也。 问：用归身生地汤犹恐药不敌病奈何？ 曰：大黄济之，痘证系属胎毒，感天地之疠气而发，沿门阖户，互相传染，与瘟疫无异，治瘟疫之法，先解表后攻里，必使邪热外泄，里证始消。 痘证亦然。 瘟疫下不厌早，痘证下更宜早。 首剂用归身生地汤，犹治瘟之用加味达原饮也。 次剂加以大黄，犹治瘟之用三消饮也。 表之散之，攻之下之，使其热有所泄，则毒有所出。发热三日之内，通盘之大局已定。如果服药得宜，则见点起胀灌浆时，自无热盛毒盛之患，而收靥结痂落痂，亦可行所无事矣。问：起胀而平扁灰白，灌浆而顶陷皮薄，收靥而浆清色嫩，皆因元气之虚。发热时而用攻下，岂不虑起胀后之成为虚证乎？曰：起胀后之虚证甚多，治虚证之方亦不少。可惜名医接踵[12]，知其虚而不知其所以虚也。此虚非因攻下而虚，亦非因元气本虚而虚，皆因发热之时，薰蒸燔灼，以致阴血枯槁，直至起胀灌浆，而其证始见耳。若发热之初，预为攻之、下之，毒气多去一分，则元气少耗一分。几见有发热见点时热势不甚，起胀灌浆时成为虚证者哉？问：本系顺证，何须服此？曰：即系顺证，服此亦甚有益。且险证、逆证，皆顺证之变证也。既成逆证，则不可治，未成逆证，即谓之不必治乎？厝火积薪[13]，火未及然，预为之撤其火，徙[14]其薪而贮之水，迨至既然，亦易于扑灭，不至不可向迩[15]矣。归身生地汤，用归身生地以滋阴，贮之水也；用葛根柴胡以解表，徙其薪也；加酒浸大黄以攻里，撤其火也。凡天花流行之年，小儿偶见风寒，证见发热，而手足独凉，兼之惊悸、喝欠，喷嚏眼泪，即系出痘之兆。宜令先服归身生地汤一剂。如其热仍不退，宜令再服加味归身生地汤一剂，小儿灌药甚难，此汤宜武火急煎，取其清汁，分盏盛贮，陆续温服。务令药皆入腹，不可有名无实。问：病主求方，多在起胀灌浆之后，险证、逆证迭出之时奈何？曰：病主既临渴掘井，医家自不得不亡羊补牢[16]，步步尾追，难免着着落后。然能随证立方，各得其宜，犹胜于补其所当攻，攻其所当补者之倒行逆施也。兹特按证之次序、时之先后，排列诸方，并注明各证是实是虚，各方是攻是补，庶[17]免临证时混于所施，以此补偏救弊[18]，亦可以弥缝其缺，而匡救[19]其灾矣。倘有问方于发热之初者，宜以归身生地汤急予之，且以加味归身生地汤再予之。

◉归身生地汤第一

痘证发热第一日宜服此。此方非仅为痘证发热而设，直合痘证之初终，兼综而条贯之。盖痘证之起胀灌浆，是险是逆，皆基于发热之初。特发热时，证之险逆，尚未全露。且此时内而脏腑，外而肌肤，均尚完善。痘证若火始然，尚未延烧，此方重用归身、生地以养血，佐之柴、葛以解表，服之必微汗，内热外热皆减。

归身（生，五钱） 生地（五钱） 知母（生，二钱） 黄芩（一钱） 柴胡（二钱） 羌活（二钱） 葛根（二钱） 浮萍（钱半）

◉加味归身生地汤第二

痘证发热之第二日宜服此。此方重在攻里。痘证次日，毒热尚聚于内，未及散漫，乘其聚而攻之、下之。所谓毒热多去一分，则阴血少耗一分，正此时也。服此汤必溏泻数次，日后自无热盛、毒盛之患矣。

归身（生，五钱） 生地（五钱） 知母（生，一钱） 黄芩（生，三钱） 柴胡（二钱） 葛根（一钱） 羌活（二钱） 浮萍（钱半） 大黄（酒浸、生用，二钱）

◉归宗汤第三

痘疹发热之时，热势壮盛，爪甲色紫，四肢厥冷，大小便闭，谵语烦躁，大渴引饮，唇口焦裂，舌生芒刺，吐血衄血，皆系毒盛、热盛所致，宜服此。

发热业经三日，应出不出，由于毒火内伏，仍宜服此。发热未及三日，一齐涌出，由于毒火迅烈，亦宜服此。或加犀角、黄连。

痘证见点时根脚紧束，由于毒盛气滞而内伏，仍宜服此；或稠密攒簇，粘连不分，由于枭毒[20]为害，亦宜服此。

痘证灌浆时，地界红紫，痘形焦黑，由于毒火炽盛，气血锢滞[21]，仍宜服此，或加犀角、黄连、山甲、地丁。

大黄（生，二钱） 生地（三钱） 赤芍（二钱） 东楂（三钱） 青皮（一钱） 木通（一钱） 荆芥（二钱） 牛子（炒，三钱）

灯芯引，水煎服。

◉清热解毒汤第四

痘证见点时热仍不退，宜服此。

若痘色赤紫明亮，由于毒盛、热盛，亦宜服此。

荆芥（炒、研，二钱） 木通（一钱） 牛子（炒、研，二钱） 生地（三钱） 青皮（一钱） 山楂（二钱） 丹皮（二钱） 前胡（二钱） 红花（一钱） 蝉蜕（去足，一钱） 滑石（二钱） 紫花地丁（二钱）

灯芯为引，水煎服。

◉凉血攻毒饮第五

痘证见点之后热仍不退，且见诸实者，宜服此。

若痘色黑暗干枯，由于毒锢血凝，亦宜服此。

大黄（生、酒浸，一钱） 荆芥（炒、研，二钱） 木通（一钱） 牛子（炒、研，三钱） 赤芍（二钱） 生地（三钱） 青皮（一钱） 蝉蜕（一钱） 红花（一钱） 紫草（一钱） 葛根（二钱） 丹皮（二钱）

灯芯引，水煎服。

◉苏解散第六

痘证见点时，或因风寒外郁，应出不出；或因风寒外感，已出复回，宜服此。

起胀时风寒闭塞，应起不起，亦宜服此。

川芎（一钱） 前胡（二钱） 牛子（炒、研，三钱） 南楂（二钱） 木通（一钱） 苏叶（三钱） 羌活（二钱） 升麻（炙，一钱） 葛根（二钱） 桔梗（二钱） 荆芥（炒、研，三钱） 防风（二钱） 甘草（一钱）

芫荽引，水煎服。

◉保元化毒汤第七

痘证起胀时，其形平扁，其色灰白，倦怠气乏。察系[22]元气虚弱，宜服此。

党参（三钱） 炙芪（三钱） 甘草（一钱） 归身（炒，五钱） 山甲（炒、研，一钱） 南楂（一钱） 白芷（一钱） 木香（一钱） 僵蚕（炒、研，一钱） 川芎一钱

煨姜引，水煎服。

◉补中益气汤第八

痘证灌浆时，根虽红润，顶却微塌，面白、肢冷、虚烦、便溏宜服此。

炙芪（五钱） 白术（炒，一钱） 党参（五钱） 升麻（炙，一钱） 柴胡（五分） 陈皮（五分） 归身（炒，五钱） 甘草（一钱）

煨姜、大枣引，水煎服。

◉回浆饮第九

痘证收靥时，皮薄浆嫩，身凉手凉。察系元气虚弱，宜服此。

党参（五钱） 炙芪（三钱） 茯苓（五分） 白术（炒，五分） 白芍（三钱） 甘草（一钱） 何首乌（五钱）

煨姜引，水煎服。

◉凉血解毒汤第十

痘证结痂之后，干燥不落。察系有余毒、余热，宜服此。

归身（五钱） 生地（五钱） 紫草（二钱） 丹皮（二钱） 红花（一钱） 连翘（去心，二钱） 白芷（二钱） 桔梗（二钱） 甘草（二钱）

灯芯引，水煎服。

【校注】

① 稽（jī 基）之：考核，考查，查阅。

② 收靥（yè 夜）：指痘之凹陷长平，浆液吸收。靥，颊边之微涡。此指痘疮塌陷处。

③ 旬有五日：十五日。旬，十天为一旬。有，通“又”。

④ 不疾不徐：不快不慢。

⑤ 恒在：常在。恒，常。

⑥ “元气盛”两句：既然元气旺盛，毒气衰弱，又哪会有险证逆证接连出现呢？迭（dié 蝶），连着。

⑦ 扶危定倾：指挽救危局。此指挽回痘证的危重病情。倾，倒塌。

⑧ 塞责避谤（bàng 棒）：塞责，对自己应负的责任敷衍了事。避谤，逃避指责。谤，公开的指责。

⑨ 拯溺救焚：解除危难之意。拯溺，救出溺水的人。救焚，救火。

⑩ “此公居心”两句：这位老先生心是好心，可惜太不明白医理了。昧，不明。

⑪ 咋舌：不赞成，表示反对。

⑫ 接踵（zhǒng 种）：接连不断。一个接一个。踵，脚后跟。

⑬ 厝（cuò 挫）火积薪（xīn 新）：把火放在柴堆下面，比喻潜伏着极大的危险。厝，放置。薪，柴禾。

⑭ 徙（xǐ 喜）：迁移，移去。

⑮ 迩（ěr 耳）：近。

⑯ 亡羊补牢：羊丢失了，才修理羊圈。《战国策·楚策四》：“亡羊而补牢，未为迟也。”比喻在受到损失之后，才想办法补救，免得以后再受到损失。亡，丢失。牢，饲养牲畜的圈。

⑰ 庶（shù 树）：或许。

⑱ 补偏救弊（bì 必）：补救偏差疏漏，纠正缺点错误。

⑲ 匡救：扶助救济。

⑳ 枭（xiāo 肖）毒：大毒，剧毒。枭，凶猛。

㉑ 锢（gù 固）滞：瘀滞。此指气血凝瘀不流畅。

㉒ 察系：诊断为。系，是，为。

疹

疹，热证也。宜散不宜温，可清不可寒。其证沿门阖户，互相传染，盖亦天地之疠气使然。然与天花之本乎胎毒者不同。是以有出者，有不出者。方[①]出之时，其证为实；既出之后，其证为虚。小儿患此证者，类皆发热咳嗽，喷嚏眼泪，发热二三日，或四五日始见点，渐次[②]稠密，有颗粒而无根，晕微起泛而不灌浆，三日之后，渐次没落，此疹之大概也。顾[③]疹有变证，欲出不出，方出骤回是矣。欲出不出，则热郁于中而为烦躁；方出骤回，则热归于内而为昏沉。疹有兼证：泻痢、喘促、谵妄、呕、渴、喉痛、腹痛之类是矣。热移于胃则为泻，热移大肠则不痢，热扰心窍则谵妄，热灼肺经则喘促。方书随证立方，如升麻葛根汤、三黄石膏汤，皆常用之剂也。窃[④]谓升麻之性，最能提升，热证用之，总属不宜，黄连之性最为寒凝，散剂用之，尤属不宜，至于麻黄、石膏，一燥一寒，更宜屏除者也。夫表散之品，升麻不如柴胡；清凉之品黄连不如生地。学究特制归身生地汤，宜于痘亦宜于疹。盖归身滋阴生血，补而不滞；生地滋阴清热，凉而不寒；加以柴、葛、羌活，托里而兼解表。疹证欲出不出，方出骤回，皆宜用之。即泻痢、喘促、谵妄等证，用之亦甚相宜也。若热势上冲，咽喉肿痛，须于此方中加酒浸大黄三钱下之。热郁于胃，大渴引饮、呕吐不食，必有胸腹胀痛、坚硬拒按诸证，亦须于此方中加酒浸大黄三钱下之。疹证虽不宜泻，然热势太甚，亦不得不微利[⑤]之也。此疹证方出之时，察系实证之治法也。疹出之后，更有余热之证，身热不退、泻痢不止、咳嗽不止等类是矣。己卯春夏之交，小儿病疹者甚多，疹后等皆咳嗽。其嗽必一连数十声，势甚沉重。用方书治嗽之方治之，迄无一效[⑥]。盖此证全系阴虚，凡二陈汤、杏苏散，化痰散风之剂，皆不相宜也。其身热不退，泻痢不止者，亦系阴虚。用柴胡以清热而热愈甚，虚证不可散也；用参术以止泻而泻愈甚，阴虚之证不可以补阳也。惟用乌梅四物汤以滋阴，不清热而热自清，不止泻而泻自止，不治嗽而嗽自愈矣。此疹后余热，察系虚证之治法也。夫疹证本甚轻微，乡俗于疹方出时，用苇芽、芫荽煎汤饮之，表散透发，可免欲出不出之患，谨避风寒，亦不至方出骤回。疹后倘[⑦]有余热，饮食渐进，津液渐生，阴血既足，其热亦能自退。若必须服药，则归身生地汤宜于疹初诸实证。乌梅四物汤宜于疹后诸虚证，酌而用之可矣。

◉乌梅四物汤

归身（五钱）　生地（五钱）　乌梅（三个）　醋白芍（五钱）

◉归身生地汤

归身（生，五钱）　生地（五钱）　知母（一钱）　黄芩

（一钱） 柴胡（二钱） 羌活（二钱） 葛根（二钱） 浮萍（钱半）

【校注】

① 方：刚，才。

② 渐次：慢慢地依次序。

③ 顾：但。

④ 窃：私自，暗自，旧时谦词。

⑤ 利：此指泻下。

⑥ 迄（qì 气）无一效：始终没有一点效果。迄，始终。

⑦ 倘：或许，可能。